牛医生
女性健康
指南

牛诤◎著

U0352207

科学技术文献出版社
SCIENTIFIC AND TECHNICAL DOCUMENTATION PRESS
·北 京·

图书在版编目（CIP）数据

牛医生女性健康指南 / 牛诤著. —北京：科学技术文献出版社, 2022.9

ISBN 978-7-5189-9436-6

Ⅰ.①牛… Ⅱ.①牛… Ⅲ.①女性—保健—手册Ⅳ.①R173-62

中国版本图书馆CIP数据核字(2022)第136871号

牛医生女性健康指南

责任编辑：王黛君　宋嘉婧　　　责任校对：张吲哚　　　责任出版：张志平

出 版 者	科学技术文献出版社
地　　　址	北京市复兴路15号　邮编　100038
编 务 部	（010）58882938，58882087（传真）
发 行 部	（010）58882868，58882870（传真）
邮 购 部	（010）58882873
销 售 部	（010）82069336
官 方 网 址	www.stdp.com.cn
发 行 者	科学技术文献出版社发行　全国各地新华书店经销
印 刷 者	三河市中晟雅豪印务有限公司
版　　　次	2022年9月第1版　2022年9月第1次印刷
开　　　本	850×1168　1/32
字　　　数	156千
印　　　张	9.5
书　　　号	ISBN 978-7-5189-9436-6
定　　　价	68.00元

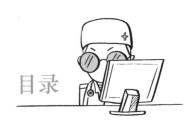

目录

第一章　揭开生殖系统的秘密，建立正确的认知

第二章　关爱身体健康，做好基本的个人卫生工作

第三章　羞羞那点事，别想歪了！

第四章　做好性生活防护措施，做一个守规矩的老司机

第五章　关于怀孕，这些事情一定要了解

第六章　科学体检，让妇科疾病无所遁形

第七章　想要减少妇科疾病，注意日常的自我保护

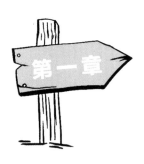

第一章

揭开生殖系统的秘密，
建立正确的认知

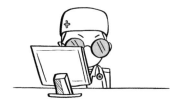

① 大家的私密处都一样吗？

通常情况下，在3岁之前，人就会产生朦胧的性别意识。这个时候，很多孩子就会对自己是不是有"小鸡鸡"产生兴趣。他们开始试图弄清楚，为什么有的小朋友要站着嘘嘘，有的小朋友要蹲着嘘嘘。他们会刻意观察彼此之间的不同，甚至开始关注自己的生殖器官。

这种性别意识和自我关注的意识，会随着年龄的增长而增强，到了一定的年纪，随着孩子接触到的生理知识逐渐增多，他们会正确地区分自己与他人身上的不同。一般来说，人们更加关注异性之间的区别，却忽略了同性之间的比较。

我接待过不少女性朋友，有的是初中生，有的是大学生，有的是已婚女士。她们对自己的性器官比较了解，但往往也会产生一些疑惑："我那里和别人一样吗？"而这种疑惑，实际上是源于性知识的匮乏。

有个 23 岁的硕士研究生，某一天找到我这里，向我求证一件事：她是不是石女？这个问题吓了我一跳。在我从业这么多年里很少碰到石女，而且我很同情这些人。我们通常所说的石女，即不能进行性生活的女子，主要包括处女膜闭锁、阴道横隔、先天性无阴道或者阴道闭锁，只有极少数是不具备阴道和子宫的。

经过询问，才知道她一直都有正常月经，也没有痛经等不适，超声检查显示子宫等生殖系统也是正常的。那么，为什么她会这样认为呢？原来，这个硕士在最近半年谈了男朋友，可是双方多次办事都不成功。男朋友抱怨她下面仿佛挡着一堵墙，根本无法顺利进入，也不敢使用蛮力。对此，她自己也感到非常苦恼。

听她讲完故事之后，我建议她做了妇科检查。事实证明了我的猜测，检查结果显示她的处女膜偏厚，在性生活中存在一定的困难，因此导致男方多次采取行动都无功而返。

还有一位小姑娘，不到 18 岁，到我这里来就诊时，一直在寻问私处是否可以动手术。我一开始以为她的下边出现了病变，追问之下，原因令我哭笑不得。原来小姑娘偶然间在澡堂里见到同学的性器官都比较小巧，可是自己的小阴唇却很大，甚至翻出来像"挂在"私处，看起来就像是久经沙场的"老司机"。这让她感到苦恼，甚至不敢和女同学一起洗澡。

我对她进行了开导，告诉她这种小阴唇肥大的情况其实挺常见的。如果觉得对生活有影响，可以通过手术整形来改善。

牛医生健康小课堂

"我和别人不一样"，这是很多人都会在意的问题。即便是一些成年女性和已婚女性，也常常会对自己的私处与别人不一样这种问题过分在意，与其说这是生理问题，倒不如说是心理问题。人们常常会希望自己的一切与周边的人相似或者相同，以谋求安全感。如果自己的某样东西与大多数人都不一样，就会自动将自己划归为异类。女人对性非常敏感，这就使得她们对私处也过分关心，一旦察觉到有什么不同，就会产生较大的心理负担。她们往往会禁不住想，"我是不是生病了"，"男朋友会怎样看我，我们以后会幸福吗"，"别人会不会笑话我"。

其实，从科学的角度来说，这个世界上没有完全相同的

牛医生女性健康指南

两个人，自然也没有完全相同的生殖器官。女性生殖器官包含大小阴唇、阴蒂、阴道、卵巢、子宫、输卵管等，这些器官的尺寸不一样，形状不一样，深浅不一样，构造也不一样。比如有的人外阴肥厚，有的人比较薄；有的人小阴唇很大，有的人则非常小；有的人阴道很紧实，有的人相对宽松；有的人拥有很厚的处女膜，有的人处女膜先天发育不全，而且连处女膜的形状和孔洞都是不一样的。有的男生会疑惑，为什么和女生第一次做了羞羞的事情之后没有出血，于是就怀疑对方不是处女，这听起来很可笑。首先，现在是 21 世纪，还要大肆谈论处女情结，实在显得过于可笑。其次，处女膜破裂时没有出血也是正常现象，并不能以此作为不是处女的标准。很多女性在跑步、骑车时也可能会撕裂处女膜。还有一点也很重要：不少人根本就没有处女膜。

从医学的角度来说，只要能够进行性生活，具备怀孕和生育的功能，那么生殖器官就是正常的、健康的。女性朋友没有必要纠结自己的器官是否和别人不一样，更不必将这种观点传输给自己的男友或丈夫。

学习正确的生理知识

　　女性朋友以及一些男性朋友，之所以会对性器官的不同产生误解，很大一部分原因在于生理知识的匮乏和对错误性知识的接收。比如很多女性在新婚之夜，仍不知道该如何进行性生活；还有一些女性则被"小黄书"和"黄色视频"误导，给那些看起来不一样的私处贴上各种奇怪的标签，最终严重损害了自己享受正常"性"福生活的权利。

　　正因如此，人们应该选择正规的、科学的生理知识读本，学习生理知识和性知识，正确认识自己的身体，关爱和保护自己的身体器官。

❷ 内裤上总有东西，正常吗？

很多女性朋友都会遇到这样的烦心事，刚换洗不久的内裤，很快就会被染成黄色，上面还会出现一些黏糊糊的东西，有时候甚至还有腥臭味。不少女性对于内裤上的东西存在猜测和误解，比如认为这些东西很脏，认为是身体出现疾病的征兆，甚至还有人怀疑自己是不是漏尿。

有一次，我去外地进行义诊，有三四个十六七岁的女学生红着脸找到我，让我帮忙检查一下下体。按照她们的说法，这几个人都患上了同一种难以启齿的病。我听了吓一跳，一开始还以为她们是不是都染上了性病，毕竟这几个小姑娘还年轻，看样子都在上高中，真是性病的话，会对日后的婚姻生活产生很大的影响。

不由分说，我特意安排她们几个人先到房间里进行检查。可是在检查了外阴之后，我并没有发现什么异常，那所谓的"病"又从何而来呢？难不成子宫、卵巢部位出现了病变？于是我就耐心询问了她们几个问题：

"你们是如何发现身体不对劲的？"

"你们有没有感到哪里不舒服？"

"你们为什么说患上了同一种病？"

结果女孩子们说出来的话，几乎把我气晕——"身上倒不痛，就是下边总会排出一些黏糊糊的东西，有时候是透明的，有时候是黄色的，基本上每天都要换洗内裤。"

我已经猜到了答案，她们所说的东西就是白带，而这再正常不过了。进入青春期的女生，基本上都会出现白带。当然，为了避免他们担心，我还是给她们每个人的白带进行了取样检查，结果表明指标都很正常。

之后，我把化验结果交给她们，让她们安心回学校上课。临出门时，几个人竟然还在一直小声嘀咕："什么是白带啊？！"

牛医生健康小课堂

白带究竟是什么啊？估计很多人都会有这样的疑问。它的成分比较复杂。众所周知，阴道内是一个湿热环境，其中具有天然的润滑剂，而这种润滑剂是由各种分泌物比如前庭大腺、子宫内膜、子宫颈腺体、阴道黏膜等形成的，白带中就含有这些成分。不仅如此，白带在排出体外的过程中，还一直在"招兵买马"，将阴道上皮细胞、白细胞、阴道固有菌群以及其他一些代谢物收归到队伍当中。这样一支混合军队，拥有较强的自净能力。

白带虽然带有一个白字，但实际上，有的白带颜色发白，有的发黄，有时候会变成透明色，有时候透明中带血，至于排量、性状和气味同样会发生变化。这些变化和白带的产生及其排出过程有关，各种杂质的混入，加上身体的一些变化，会导致白带经常以不同的形象出现。

一般情况下，正常的白带呈白色稀糊状或者蛋清样、黏稠、量少、无腥臭，pH 值在 4.5 以下。但这不是绝对的标准，白带也会随着月经周期的变化而变化。

举几个常见的例子：

月经前后几天，白带会增加，而且大体上发黄、发白，比较浑浊。

两次月经之间的排卵期，白带量一般最多，呈蛋清样，有一定的弹性。

排卵期结束之后，白带开始减少，越来越稠。

此外，像性唤起、运动、情绪变化都会对白带的状态产生影响。

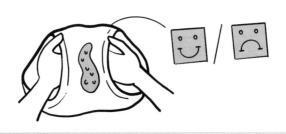

什么是白带异常？

女性大可不必为了白带排出体外而苦恼，真正应该关注的是白带是否异常。白带异常是指白带的颜色、性状、气味、排量出现异常的情况。白带异常往往意味着生殖系统出现了炎症，甚至肿瘤，也可能意味着生殖系统的功能出现了问题。

比如，很多人厌恶白带，可是到了青春期，女性如果一直没有白带，反而应该感到恐慌。因为这可能意味着存在处女膜闭锁，或者卵巢功能未发育等不良情况。

白带为灰黄、灰白色，量多稀薄，呈泡沫状，且伴随外阴瘙痒，属于滴虫性阴道炎的特征。

白带为乳白色，呈凝乳块和豆腐渣样，且伴随外阴奇痒难耐和烧灼感，为假丝酵母菌性阴道炎。

白带为灰白色，量多，且具有鱼腥味，伴随外阴瘙痒，基本上是细菌性阴道病。

白带呈黄水样，极有可能是子宫内膜癌和原发性输卵管癌的表现。

白带为黄绿色，呈脓状，气味腥臭，需要检查是否出现了急性阴道炎、急性宫颈炎、宫腔积脓，或者检查阴道内是否存在异物。

一旦白带中带血色，而且伴有明显的腥臭味，那么患者就要警惕恶性肿瘤的出现。

针对不同的症状，患者应该及时进行妇科检查、白带常规检查、宫颈炎检查等，找出病因，并针对性用药或治疗，要坚持"早发现、早治疗"的原则，不可延误治疗。

❸ 经期痛得打滚，怎么办？

如果让女性朋友说出最让自己苦恼的生理现象，那么痛经一定榜上有名。每个月一次的折腾几乎成了女性的梦魇，尤其是一些上班的女性：一边要应对巨大的工作压力；一边还要和月经带来的疼痛做斗争。不过，外界对于痛经还是存在诸多误解。

比如，我有一个朋友，是个女强人，手底下带着几十号员工。她经常向我抱怨老板不好当，员工一有空就偷懒。她说公司里有不少女员工，每次一来月经，就一天到晚趴在办公桌上喝茶，什么工作也做不好。她觉得自己也是过来人，也经历过痛经，哪有那么痛？那么夸张？她认为那些女员工太过于矫情，还怀疑她们就是为偷懒找借口。

作为朋友，我只能安慰她放宽心，但作为一个医生，我觉得朋友的认知存在很大问题。而这种问题出现的原因在于，很多人总是固执地认为："我也是女人，我知道女人那点事。"但女人真的就了解女人吗？换句话说，女人真的对痛经了解吗？

牛医生健康小课堂

想要弄清楚为什么很多人对痛经的感受不一样，首先就要了解什么是痛经。

痛经主要分为两种：原发性痛经、继发性痛经。

原发性痛经是功能性痛经，即不是由疾病引起的，青春期月经初潮后，每次出现月经就会感到疼痛。这种疼痛一般来源于子宫的收缩，收缩越强烈，痛感越强烈。除此之外，排卵后的内膜产生前列腺素也会引发痛经。原发性痛经一般会随着年龄增加和怀孕而逐渐减轻。这就是很多人结婚生子之后，痛经就变得不那么强烈了的原因。

继发性痛经一般是由后天的妇科疾病引发的。很多痛经严重的女性朋友，经过检查，发现有子宫内膜异位症、黏膜下肌瘤、子宫腺肌症等疾病。还有一些痛经女性，则是因为既往的妇科手术，像人工流产后引起宫颈粘连、宫颈锥切等，导致经血流通不畅，最终出现痛经。和原发性痛经不一样的是，很多继发性痛经患者一开始来月经时，痛感并不强烈，可是随着年龄的增长，痛感越来越强烈，周期越来越长，甚至还会伴随经血过多的情况。

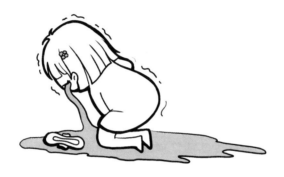

由于痛经的类型、病因不同，患者身体的构造、年龄不同，痛经带来的痛感往往也不相同。这就解释了为什么很多人痛经时哭爹喊娘，什么都不想做；有的人则像没事人一样，正常上班和生活。

比如前位和中位的子宫方便经血流出，痛经并不强烈；而后位子宫会影响经血流出，造成宫内积血，从而导致痛经的出现。

又比如年龄越大的人，痛感会变得越来越不明显。这是因为子宫收缩功能下降，前列腺素分泌减少，痛经自然也就减缓了。

当然，痛经的感受往往还和疼痛敏感程度相关。有的人天生耐痛，痛经对她们来说根本不算什么，因此不会过分在意；而有的人非常敏感，一旦来月经，就感到疼痛难忍，并且会将注意力集中到痛经上，然后越想越痛。对于耐痛能力较差的人来说，为了不影响生活和工作，可以轻轻按摩小腹，或者用热水袋热敷，促进血液循环；也可以多喝热水，保持身体温和，确保子宫内的血液循环通畅。此外，不能吃得过饱，不能吃太多甜食，不能吃辣，多吃蔬菜和肉类，像西瓜、香蕉、山竹、绿豆这些寒凉食物不要吃。

对痛经的患者来说，原发性痛经完全可以通过口服镇痛药来缓解，没有必要担心每月几颗的镇痛药会上瘾；对于继发性痛经患者来说，则要及时就医，对症下药，治疗好妇科疾病。

❹ 月经有血块，是在排毒吗？

　　某次在经过一家美容院时，看到店长和推销员正在推销一款新的美容养颜产品，据说只要坚持服用两周，皮肤就会变得越来越细腻，头发会变得光亮润滑。一个店员还现身说法，说自己服用半年多，现在月经非常规律，而且每次都会排出大量血块，这表明身体的大量毒素被排出了体外。

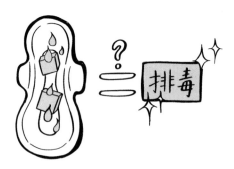

牛医生女性健康指南

听到这儿，不用多想，这就是一家忽悠人的店无疑了。说到这里，我想起自己接诊过的一个患者。有一天，她问了我一个问题："为什么我的月经里排出了那么多血块，可身体还是不见好呢？难道我身体里的毒素真有那么多？"很显然，她对于月经里的血块根本就没有正确的认知，而是习惯性地当成了毒素。

面对月经里的血块，很多人都有这样的疑惑："我身体里的毒素排干净了吗？"这样的疑惑，在身体其他方面同样存在。一旦身体里排出的东西出现了性状上的改变，很多人就会受到惯性思维的影响，认为这正是身体排毒的一种表现。在这里，我可以举一个简单的例子，人体的肾脏是一个排毒器官，毒素会通过膀胱和尿道排出体外。而当尿液的颜色出现较大变化时，难道也可以认为是肾脏在排毒吗？显然不是这样的。尿液颜色的较大变化，往往是身体疾病的征兆。

月经中出现血块也是如此。要知道，月经可没有担负起排毒的重任，至于血块和毒素更是风马牛不相及的两个东西。

牛医生健康小课堂

想要了解月经中的血块是不是毒素，首先就要系统地了解一下什么是月经。月经是一种周期性的子宫内膜剥脱及出血的生理现象。当女性进入青春期后，卵巢会发生变化，子宫内膜受其影响会发生相应的周期性变化。此时，雌激素会导致子宫内膜增厚，内膜细胞增多、增大。卵巢排卵后，在雌激素和孕激素的共同作用下，子宫内膜出现水肿，腺体产生大量黏液及糖原。如果卵子没有受精，那么在排卵后14天左右，黄体会不断萎缩，并停止分泌雌激素和孕激素，同时子宫内膜中的血管不断收缩，导致内膜坏死并脱落，从而引起出血，这就是月经。听起来很专业、很复杂，但月经其实就是正常的身体代谢物。

月经的成分比较复杂，主要的成分是血液、脱落的子宫内膜碎片、前列腺素、宫颈黏液，以及脱落的阴道上皮组织等，其中并没有所谓的毒素。换言之，月经的功能并没有想象中那么强大，它根本不排毒，给它安上"排毒先锋"的高帽，实在是对身体不负责的表现。

月经不排毒，但是月经可以反映出身体内部的健康状况，月经出现异常，往往是身体功能出现问题或者身体器官出现病变的一种表现。按照医学标准来算，当一次月经总量明显超过 80 毫升，就是月经过多的表现。假如月经血量大，血块也多，那么就要进行体检，因为这类症状往往和一大堆疾病相关，像黏膜下肌瘤、子宫内膜息肉以及内膜上的病变都可能引发月经增多的情况。患者需要及时排除可疑疾病，消除隐患。

⑤ 月经量少，人就会变老吗？

　　随着年龄的增长，月经会逐渐消失，出现绝经现象。正因如此，很多人会将月经和个人的衰老联系在一起，认为月经的消失就是个人衰老的标志，而且随着月经的消失，人的衰老速度开始加快，在她们看来，月经的消失会导致人体的衰老。

　　我有个大学同学，结婚后没几年就出现了头发干枯、掉头发、皮肤泛黄的情况，加上她大半年没来月经，所以担心自己的身体出了问题。在某次聚会上，听一个同学说起不来月经的女性很容易衰老的传言，她更加担心自己早早就会变成"老太婆"。

　　几天之后，她打电话给我，向我咨询月经和衰老的关联性。由于她的年龄不大，我认为她并不存在衰老的情况。至于头发

半辈子 女性健康指南

干枯、掉头发、皮肤泛黄等症状，可能和工作压力、生活压力过大有关。不过，我建议她最好还是去做一次检查，看看卵巢和子宫的情况。闭经的原因有很多，最常见的就是卵巢和子宫问题。很快她就前往医院体检，结果发现自己存在子宫内膜损伤的情况，这很有可能是流产后子宫内膜恢复不佳，由宫腔粘连引起的。而子宫内膜损伤会导致出现暂时性的停经和闭经，需要及时进行治疗。

关于月经和衰老的关系，一直都是女性朋友关心的问题。许多人通过观察月经变化来了解自己的身体状况，这是一件好事，证明了女性对自身健康负责的态度。但是在不了解病因的前提下，就不要对月经的异常现象过度解读了，一切还是应该本着科学分析的原则。

牛医生健康小课堂

严格来说，来不来月经和人会不会变老是两个概念。因为个人的衰老是正常的生理表现，当女性从中年进入老年时，卵巢功能开始衰退，雌激素分泌减少，此时就会出现衰老的症状，其中包括月经不规律，然后逐渐绝经。如果一位女性的卵巢功能还很完善，体内雌激素分泌水平依旧正常，身体各项功能依旧完好，那么就算不上是老年期。有的年轻女性偶尔会出现停经和闭经的情况，但是卵巢功能正常，只不过是子宫出现了一些损伤，或者刚刚做了手术，子宫处于休眠状态。这个时候，作为生殖系统"指挥官"的卵巢就会尝试着给子宫发送指令，但是子宫可能没有反应，所以月经还是不会出现。对于这种卵巢正常但子宫有损伤的闭经现象而言，人是不会出现衰老症状的，因为卵巢还在正常分泌雌性激素，身体其他器官和各项功能也很正常。

举一个简单的例子，某位 30 岁女性因存在子宫内膜损伤、子宫内膜粘连导致子宫内膜变薄，进而使身体出现了闭经的情况。这是一种非生理性的闭经，而不是所谓的绝经。但她的卵巢功能很正常，分泌的雌激素也属于正常水平，因此这个时候，她是不会出现衰老症状的。

正常情况下，如果一个女人的卵巢功能因为进入中老年而出现了衰退，导致闭经的出现，这个时候所谓的不来月经，才是真正的不来月经。比如女性接近 50 岁时出现了停经症状，而身体的各项妇科检查也正常，那么基本上属于正常的绝经期，是没有必要过多担心的。而这个年龄段的女性，身体各项功能不断下降，自然会逐渐衰老。

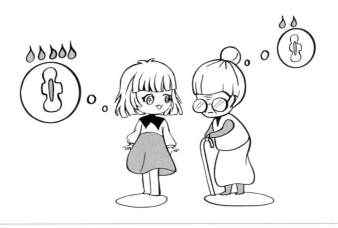

谨防卵巢早衰

如果在 40 岁之前就出现了停经和闭经的情况，而女性的子宫功能正常，那么就需要前往医院做内分泌检查，患者必须考虑卵巢早衰的可能。卵巢早衰会导致女性提前进入绝经期，心脑血管疾病、骨质疏松等老年性疾病早发，需要引起患者重视。针对这种情况，一般可以通过补充激素来进行调整。

⑥ 为什么总是一个卵巢在工作？

在一次公益讲座上，有一个多年未孕的中年妇女问了我一个问题："为什么女人每个月只排一个卵呢？难道就不能一次性排两个卵吗？"

很少有人会问这样的问题，但肯定有人会存在这样的疑惑。在她们看来，如果女人每个月可以排多个卵，那么和精子结合的概率会大大增加，受孕的机会也会增加。另外一个常见的疑惑是，很多人都知道卵巢是负责排卵的，正常的女性有两个卵巢，而且正常情况下，每个卵巢都具备产卵的功能。按照正常的理解，这两个卵巢应该同时工作，那么为什么每个月的排卵还是只有一个呢？难不成另外一个卵巢根本就不工作吗？

说起这些问题，我想到了曾经遇到的另外一件事。有个女孩因为卵巢肿瘤手术，切除了一侧卵巢。她很担心，只剩下一侧卵巢怎么办，是不是就失去生育功能了。

牛医生健康小课堂

众所周知，正常的女性有两个卵巢，但大部分时候，每个月只有一侧的卵巢在工作，这就使得人体每个月只排一个卵。那么，这是否意味着休息的那一个卵巢是多余的？休息的卵巢是不是进化中的一个累赘，可有可无？

事实上，关于卵巢的工作原理，涉及女性本身所具备的一套非常精密的内分泌调节系统，这套调节系统叫作"下丘脑－垂体－卵巢轴"。这是一个精密的结构，所有的环节和器官都会按照特定的模式工作，其中卵巢的工作就得到了精细的安排。在日常工作中，为了确保卵巢的工作效率，延长工作时间，系统会安排两个卵巢轮流工作，基本上两个卵巢轮流工作一个月。当这一侧的卵巢工作时，另一侧的卵巢就休息，一个月之后，两个卵巢的角色互换。这种安排可以有效地减缓卵巢衰退或卵巢早衰的情况。一般来说，两个卵巢也是交替排卵的。

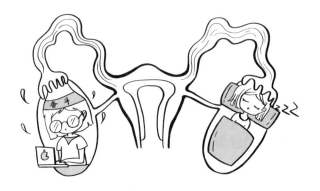

　　在日常生活中，女性朋友经常会发现一个问题，这个月该来的月经没有来，而到了下一个月，月经又突然恢复正常了。导致这种状况的原因有很多，比如情绪紧张、体重波动、轻微的盆腔炎等。也有可能是卵巢出现问题引发的疾病，比如附件炎。这个时候，卵巢内分泌轴受到影响而导致内分泌失调。当两侧的卵巢都出现问题时，严重的一侧卵巢功能会率先衰退，而另一侧则会承担起相应的责任，进行功能代偿，简单来说就是代班。如果一侧的卵巢无法产生卵泡或者无法排卵，那么另一侧的卵巢就需要在休假期无偿加班，帮助身体排卵。一旦这一侧的卵巢也出现了疾病，无法完成工作，甚至无法加班，那么就会导致月经稀少的情况，甚至闭经。

注意日常保养

卵巢是女性最重要的器官之一，呈葡萄状，由一些处于不同发育时期的卵泡组成，它的表面密布血管。卵巢会随着女性年龄的增长而不断退化，比如新生儿的卵巢有 15 万 ~50 万个卵泡，进入青春期后，卵泡开始不断减少，到了生育期，多数女性只有 300~400 个卵泡能够发育成熟并随着月经排出体外。无论是因为年龄的增长，还是因为疾病的影响，当卵泡数目下降到一定程度时，就会出现绝经的现象。

卵巢通常负责产卵和分泌雌、孕激素等，可以说它对维持女性特征、保护女性健康，以及保障女性生殖能力起到了重要作用，几乎是整个生殖系统的核心器官。如果没有卵巢，那么女性会出现闭经、早衰、无法生育、骨质疏松等诸多严重的问题。正是因为卵巢非常重要，人们需要对它进行精细的日常护理，确保卵巢的健康，延长卵巢的工作寿命。

◆ 经常加班熬夜会导致内分泌失调，因此女性朋友应该养成良好的作息习惯，保证充足的睡眠，不要过度疲劳。

◆ 平时少吃高热量、高脂肪食物，以免体重增加，内分泌紊乱。平时要多吃蔬菜水果，确保营养摄入不会太单一。

◆ 平时要多进行身体锻炼，散步、慢走、慢跑、骑车和瑜伽都是不错的运动项目。一般来说，每天可以坚持锻炼1小时以上，以有氧运动为佳。

◆ 保养卵巢的时候，一定不要胡乱吃一些美容养颜的药物，也不能乱吃减肥药、避孕药、激素药。因为胡乱吃药会扰乱身体的内分泌系统，影响激素的分泌。

◆ 出现卵巢疾病和其他妇科疾病时，不得拖延，一定要及时前往医院治疗，以免病情加重，对生殖系统造成威胁。

事实上，想要保养好自己的卵巢，女性就必须对自己的身体有一个更明确的了解，尤其要对卵巢有更清醒、更正确的认识，掌握更多科学的保养知识。

❼ 为什么多数时候女性不用担心阴道长度的问题？

很多男性在性生活中，常常会存在一些隐忧，他们担心自己的生殖器太小或者太短。通常情况下，他们会因为那方面短小的问题产生自卑心理，甚至产生做延长手术的想法。男性对自己性器官的外在形象往往会更加关注和在意，但女性通常不会这样。她们似乎很少担心自己阴道的具体形状，也不会去想："我的那个东西会不会太短太浅了？"

我认识一个小姑娘，初夜当天，她一直无法放松身体，对接下来要发生的事情，既感到害羞，又感到恐慌。结果也不知她从哪里拿到了我的电话号码，直接在当天晚上给我打了一通电话。在电话中，她用略显稚嫩和羞涩的声音问我：

"牛医生，我想要咨询一个私人问题。"

"什么问题，你说吧。"

接下来，我们之间发生了一段有趣的对话。

"牛医生，我明晚结婚，今晚我们准备尝试着做那个。"

"这个……嗯，有什么问题吗？"

"我以前从来没有见过男生的那个东西，但我刚才看了一下，觉得太长太大了。"

"放心吧，不会有事的，你要放宽心。"

"不是的，我量了一下，大概有 16 厘米。我不知道我们是否能够成功。"

"你身体不舒服，还是说在担心什么呢？"

"不是，我是觉得那么长的东西进入体内，肯定无法容纳。我担心——"

"担心什么？"

她有些勉为其难地说道："不匹配。"

听到女孩的话，我有些想笑，但出于礼貌还是忍住了，只是安慰她说："放心吧，没事的，你不用太过担心。"

挂断电话之后，我想起了一个段子：男人可以随意变换长短，女人何尝不是如此呢？

牛医生女性健康指南

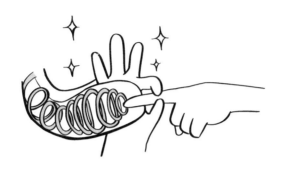

牛医生健康小课堂

相比于男性，女性对于自身性器官大小的关注度往往要低一些，甚至很多人从来没有考虑过这一类问题。那么，为什么女性大都不会，也不用担心阴道的大小问题呢？

从日常调研结果来看，多数女性的阴道深度都处于7~12厘米，而男性的生殖器官在勃起之后长度大都有十几厘米，有不少人都在15厘米以上。这样就产生了一个问题：阴茎的长度已经超过了阴道的常规深度，是否会产生不匹配的情况？

其实，从生理学的角度来分析，基本上不用有这样的担心。原因很简单，阴道本身是一个善于变化的器官，它的长度并不是一成不变的，当性唤起的时候，它可以延长三四厘米，确保和阴茎契合。原来，阴道内部并不是光滑平整的，阴道壁上拥有许多的褶皱，这些褶皱本身就有很强的伸缩性和弹性，当阴道受到性刺激而产生性兴奋的时候，其长度就会增加三分之一左右。正因如此，除了一些特殊情况，女性的阴道几乎可以容纳各种型号的"对手"，所以不用担心自己会受不了。

还有一点需要注意，一些没有经历过性生活，或者没有怀孕生子的女性，她们的阴道长度往往要短一些；性生活丰富或者有过生产史的女性，阴道会更长一些，因此可以接纳和匹配更大更长的阴茎。有研究表明，生育次数每增加一次，阴道长度就会延长 0.5~1 厘米。

其实，阴道和阴茎一样，都具有伸缩性。它们会随着性需求的变化而变化，阴道或者阴茎的长度问题并不是影响女性获得性快感的主要原因。只要双方注意密切配合，懂得相互包容，能够耐心进行探索，并且尽可能地掌握丰富的性技巧，那么正常情况下，男女双方都可以获得理想的兴奋状态，甚至都能够获得性高潮。

❽ 宫颈糜烂不是病！

听到"糜烂"这两个字，很多人的第一印象就是发生了较为严重的病变。正是因为这种惯性思维，人们常常会受到误导，尤其是女性朋友。比如女性朋友经常会听到一个名词：宫颈糜烂。众所周知，子宫是女性身体最重要的器官之一，也是生育的关键器官。宫颈就是子宫的大门，而宫颈糜烂听起来非常恐怖，很多女性一听说糜烂，就吓得魂不附体。

有一位女士，在一家美容院做保养时，顺便做了一些基本的体检项目。当护理师告诉她存在宫颈糜烂现象时，她立即被吓傻了，还以为自己的子宫出了大问题，于是就询问解决的方法。结果护理师推荐她一次性购买了 15 000 多元的护理产品和一些所谓的药物。

几天之后，她觉得不保险，到我这里来确定情况。经过检查，她的确存在宫颈糜烂的情况。拿到化验单后，她拿出了一大堆护理品和药物，请我帮忙确认是不是有效。看着桌子上大包小包的东西，我感到有些错愕，接下来，她兴致勃勃地谈论起了美容院里的情况。

我一听是美容院，就知道她上当受骗了，于是就告诉她根本没有必要买这些药，美容院只是在忽悠人。听我这么一说，她非常紧张地问道："难道里面的药都没有用吗？你帮我看看，总有一款药是有用的吧？"

"没有用，这里的药，你一瓶也用不着。"

"不会吧，我全都买错了？"

"不是买错了，而是根本不用买药。因为这病不需要吃药，不需要治疗。"

"不需要治疗？不可能吧？你看她们给我宫颈拍的照片上，都有这么明显的糜烂了。"

我看她那么紧张，意识到她对于宫颈糜烂一无所知，可能一直都认为它是一种严重的疾病。

在多年的行医生涯中，我发现这并不是个例。很多女性都会戴着有色眼镜看待宫颈糜烂，将其当成一种病，其中包括一些来自农村家庭的妇女、一些女学生，还有很多是都市白领。对宫颈糜烂的误解，使她们花了不少冤枉钱，到头来反而因为过度治疗影响了身体健康。

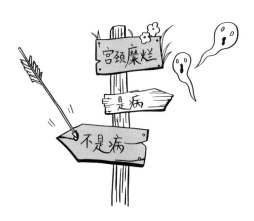

牛医生健康小课堂

宫颈糜烂只是一个听起来很恐怖的词，实际上是女性常见的生理现象，说是糜烂，也只是看起来像糜烂了一样而已。它和常规认知中的糜烂根本不是一个概念，和所谓的子宫溃烂更是八竿子打不着。

那么，什么是宫颈糜烂呢？

所谓宫颈糜烂，不过是宫颈的柱状上皮移位现象。在雌激素的作用下，宫颈的柱状上皮会发生外移，当它外移时，就会覆盖鳞状上皮。这个时候，与宫颈管外表的鳞状上皮相比，宫颈柱状上皮的鲜红色泽变得特别显眼，看上去就像糜烂一样，宫颈糜烂因此而得名。所以确切地说，它应该叫宫颈糜烂样改变，学名是宫颈柱状上皮外移，是医生用肉眼去观察它的性状时，得出来的一种分析术语。

一般情况下，宫颈糜烂并不是病理性的，而是正常的生理现象，根本不用吃药。当然，如果宫颈糜烂的患者伴随白带异常或同房后出血等症状，应该及时去医院检查，找出病因，排除宫颈病变，并进行针对性的治疗。

宫颈糜烂会引发宫颈癌吗？

许多女性会产生担忧，认为宫颈糜烂会诱发宫颈癌。社会上流传着各种宫颈癌的传言，其中一条就和宫颈糜烂有关。很多人都会认为宫颈糜烂会导致宫颈癌，宫颈糜烂的患者患宫颈癌的概率比普通人大很多；还有人认为宫颈癌患者大都患有宫颈糜烂，因此宫颈糜烂就是宫颈癌的前兆。

事实上呢，这些都是谣言！

宫颈糜烂的患者完全可以放心，从医学的角度来分析，宫颈柱状上皮外移跟宫颈癌没有直接的关系。也就是说，宫颈糜烂并不会引起宫颈癌变，甚至连基本的病变，也和宫颈糜烂没有关系。

那么，为什么有那么多人会将宫颈糜烂与宫颈癌联系在一起呢？原因可能是宫颈癌一般好发于宫颈与鳞柱上皮的交界处，这个位置与宫颈糜烂的部位相同，所以宫颈糜烂就非常无辜地背负上了"宫颈癌元凶"的恶名。还有一点也容易误导女性朋友，那就是很多宫颈癌患者和宫颈病变患者具有宫颈糜烂的症状，这就导致很多人相信，宫颈糜烂就是宫颈癌的一个征兆。但实际上，宫颈癌主要是由高危型 HPV 的持续性感染诱发的。

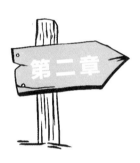

关爱身体健康，
做好基本的个人卫生工作

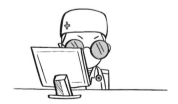

❶ 蜜月之后嘘嘘痛，尿路感染找上门

新婚夫妇通常会安排一段蜜月期，而在蜜月期，无论是为了促进感情，还是为了尽早怀孕，夫妻之间少不了借助"性"来调剂一下生活。而过多的性生活往往会带来一些困扰，比如，很多女性朋友在蜜月期间会觉得很累，产生身体被掏空的感觉；有的女性因为"过度忙碌"出现了下体撕裂的情况。在我接诊的蜜月期患者当中，还有一类情况比较普遍，那就是蜜月之后，很多女性在嘘嘘时出现了阴道疼痛的情况。

有个 20 岁的女孩子，大学毕业不到一个月就和男朋友结婚了，之后和丈夫一起去塞班岛度蜜月。原本都想趁着蜜月期旅游的时间，好好享受一下二人世界，可是才过了三四天，妻子就拉着丈夫想回国，并且开始排斥夫妻生活。丈夫不明所以，以为妻子对这一次的旅游不满意，认为自己有什么地方惹怒了她。

回国之后，她瞒着丈夫偷偷来我这里看病。那一天，我记得她排的号挺靠前的，可是她却悄悄问我，可不可以把她排在最后一个。当所有患者都离开后，她羞涩地走到我跟前，说道："医生，我下面痛，可能得了性病！"

"怎么一个痛法？"

"每次小便的时候，有一种烧灼和刺痛的感觉。"

"什么时候开始发作的？"

"也就最近一周左右，我们……我们正在度蜜月……"

凭着多年的经验，我猜测对方大致是尿路感染，而且从对方扭捏害羞、躲躲闪闪的回答状态来看，就知道多半和性生活频繁有关。之后的问诊和体检也证实了这一点。我接诊过很多的患者，都是在蜜月期出现尿路感染的。

这并非个例，在多年工作中，我发现度蜜月本身就是引发尿路感染的一个"杀手"。

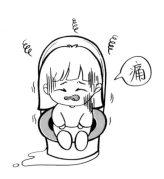

有的女性患者在尿路感染之后，常常会感到疑惑："照这样，以后还能进行性生活吗？"在他们看来，性生活和尿路感染似乎有着必然的联系。但事实上，频繁的性生活不一定会导致尿路感染，难不成蜜月期就一定会患上尿路感染？尿路感染也不一定就是性生活引起的，妇科疾病同样会导致尿路发生感染。

对女性患者来说，想要正确地了解性生活和尿路感染的关系，需要了解以下两点：

第一，泌尿系统的生理结构。

由于女性的尿道比较短，对细菌来说，入侵会更加轻松。而另一个不利条件是，女性的尿道和阴道、肛门靠得非常近，有这样两个容易滋生细菌的"邻居"，尿道想要独善其身很困难。一旦阴道和肛门处清洁不当，外阴堆积的大量细菌就会伺机进入尿道。

第二，频繁性生活的隐患。

当性生活频繁的时候，阴道内会产生大量分泌物，其中可能就包含了大肠杆菌等有害的细菌。频繁的性行为会直接导致有害细菌加速入侵尿道，并且使得尿道中的细菌被推入膀胱，这时候就容易出现尿路感染。尤其是不洁性生活，更会导致细菌大军进攻尿路，给泌尿系统埋雷。

尿路感染的预防和治疗

尿路感染并不是什么严重的疾病，人们没必要谈性生活色变，甚至因此拒绝性生活。但是也不能完全放任不管，关键还是要做到防治结合。

比如女性朋友要做好私处的卫生工作，平时要勤洗澡，避免盆浴，勤换洗内裤，保持外阴清洁、干燥。慢性妇科疾病、高血压、慢性肾脏病、糖尿病的易患人群，更应该注意清洁和卫生。夫妻生活开始之前，双方要及时进行外阴清洁，事后要进行排尿和清洗。

丈夫或者性伴侣在患有尿路感染、前列腺炎的时候，要及时告知另一半，做好预防措施，暂停性生活。女方也一定要对对方提出来的性生活请求说NO。

此外，女性在嘘嘘时如果产生刺痛和烧灼感，应该及时去医院进行检查。最简单的方法就是进行尿常规检查，取中段尿，诊断是否为尿路感染。

一旦确诊，患者要注意"别等、别拖、别侥幸"，坚持有病就治的原则。我接诊过许多患者，他们认为尿路感染不可怕，只要多喝水，就可以实现自愈。当然，通过多喝水，或许可以"冲刷"细菌，但是有些尿路感染还是非常棘手的，所以还是要及时去医院就诊。治疗的关键就是抗生素的抗感染治疗。

除了常用的抗生素药物，还可以选择使用一些辅助类药物，比如金钱草等。此外，患者还应该多喝水，一般要保证每天至少喝水2000毫升，促进排尿。

需要注意的是，即便是治愈后，夫妻也最好能够节制一下，至少在愈后一周内不要进行性生活。

❷ 坐立难安的痒痒痒!

　　痒是一种比较常见的生理现象，主要是指皮肤或者黏膜受刺激从而出现一种想要抓的感觉。身体很多部位都会产生这种感觉，一般会通过抓挠来解决。但是当私密处出现瘙痒的情况时，往往会感到尴尬，尤其是对女性而言。

　　比如有不少女性都会遭遇这样的尴尬，有时候坐公交车，或者正在开会时，下体突然奇痒难耐，但自己又不好做出什么动作来缓解，只能忍着，想着尽快离开，躲到隐蔽处抓痒。还有一个更令人尴尬的问题是，很多瘙痒来源于阴道内部，而这样的瘙痒根本无法通过抓痒来解决，而且抓痒本身也不卫生，很容易造成阴道内部细菌感染。正因如此，看起来小小的痒，往往会成为女性朋友的大敌。

那么，为什么经常会有女生感到下体瘙痒难耐？关于这个问题，很多女性朋友会怀疑自己是不是感染了什么皮肤病，还有不少女性怀疑有脏东西进入阴道内了。

我曾经接诊过一位已婚女士，她患有一年的外阴瘙痒，但是并没有去医院检查过，而是自己私自用药。她记得孩子在学校里曾经感染过疥疮，以为自己也感染了疥疮，要么就是出现了皮疹，所以每次外阴瘙痒时，都会涂抹一些抑制瘙痒的药膏。

还有一次，我去参加一个妇科疾病的专题讲座。在交流期间，有不少女性都谈到了外阴瘙痒的问题，但令人感到意外的是，差不多半数人都对瘙痒不那么在意。很多人认为忍一忍就会过去，有的女性朋友出现外阴瘙痒时，会用热水冲洗，结果症状不仅得不到缓解，往往还会加重。

这些经历使我意识到，外阴瘙痒是一个很容易被人忽视的健康问题，而这种忽视，可能会导致症状加重，并引发其他一些更严重的妇科疾病。

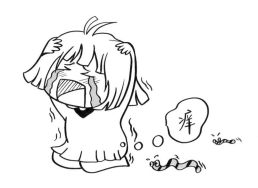

牛医生健康小课堂

外阴瘙痒是一个比较常见的问题，一般来说，瘙痒分为非病理性瘙痒和病理性瘙痒。

常见的瘙痒是非病理性的，无论是外阴还是阴道内，都可能会因为某种刺激而产生瘙痒。正常情况下，这种瘙痒不会持续太久，只要将刺激物移除，那么症状就会消失。

病理性瘙痒往往和生殖器的疾病有关，常见的就是外阴炎和阴道炎。

外阴炎是一种外阴局部的皮肤炎症，一般会出现外阴皮肤瘙痒、疼痛、烧灼感等症状，严重的会出现外阴肿胀、红疹，甚至是糜烂和溃疡。由于靠近尿道和肛门，卫生情况难以得到有效保证，外阴很容易接触到病原体、不洁的东西，并成为被攻击和感染的目标。一些含有刺激性化学成分的内裤也会刺激皮肤，导致皮肤过敏，并引发炎症。这就是很多人更换化纤类的内裤时，容易感染外阴炎的原因。

外阴炎经常不是独立存在的，它的出现，往往伴随着阴道炎、泌尿系统疾病、肛门直肠疾病或全身性疾病等的出现。一些外阴疾病，在病变过程中也会导致外阴炎的发作。现代医学研究发现，糖尿病会导致机体免疫能力下降，阴道内糖原增加，而这就给病原体的生长创造了更好的条件。

需要注意的是，外阴炎可不是随便用药抹一抹就可以解决的，患者一定不能私自买药和用药，必须去医院进行必要的检查。让医生检查外阴的基本情况，检查阴道分泌物中的病原体，必要时还要进行致病菌培养。

相比外阴炎，阴道炎更加值得引起大家关注。这种疾病往往和病菌感染、寄生虫、菌群失调、激素水平下降有关。

细菌性阴道炎患者的白带往往呈灰白色，有明显的腥臭味。

白假丝酵母菌性阴道炎患者往往坐立不安，并且夜间瘙痒更为严重。此外,患者的阴道分泌物增多,白带呈豆腐渣样,排尿刺痛,有性交疼痛等症状,外阴有灼热感。

雌激素下降的老年人和雌激素偏低的幼儿也会出现阴道炎,其中,老年人阴道炎可见分泌物增多,呈黄水样,严重时呈脓血样;婴幼儿的阴道炎则伴有阴道口黏膜充血、水肿,以及出现脓性分泌物。

阴道炎不能拖延,治疗阴道炎时,需要对外阴和阴道进行检查,还要注意进行病原体的检测。确诊后需要及时用药,像甲硝唑、克霉唑、雌激素制剂都是比较理想的药物。

③ 私处清洁，这些坑不能踩！

对于女性来说，私处的卫生情况是日常生活的一个重要话题，私处清洗工作是生殖系统健康防护工作中最重要的一个环节。但是直到今天，还有很多女性对于如何进行私处清洁工作存在诸多误区。

其一，一些女性喜欢过度清洗下体。在她们的惯性思维中，私处非常脏，是藏污纳垢和细菌滋生的地方，毕竟月经、白带以及阴道分泌物都会滋生细菌，因此必须每天都要多次进行清洗，甚至直接用淋浴的喷头对阴道反复冲洗。在我接诊过的女性患者当中，有很多人都坚持每天清洗私密处两次以上，甚至有冲洗阴道的习惯。在她们看来，私处的细菌滋生很快，必须进行更为彻底的清洗，结果这些过度清洗的人，往往更容易患上阴道炎。

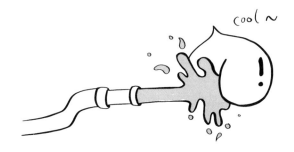

其二，很多女性习惯在排尿之后，用湿纸巾擦拭清洁私处。在她们看来，湿纸巾可以有效地清除残留的尿渍和污渍，确保外阴部位不会受到污染。在没有条件每天清洗私处的时候，可以适当用湿纸巾擦拭，但是如果一天之中频繁擦拭，容易让外阴敏感，导致瘙痒等不适。

其三，很多女性无论有没有妇科疾病，都喜欢购买各种护理液进行清洗，而且杀菌性能越强越好。"妇炎洁，洗洗更健康"，这句广告词已经深入人心，甚至掀起了购买私处护理液的风潮。用妇炎洁进行清洗无可非议，但很多品牌的护理液其实并不规范和安全，一味追求杀菌效果反而会适得其反。甚至曾有新闻报道有情侣用 84 消毒液清洗下体，直接导致下体受到腐蚀。很明显，对于清洁和杀菌上瘾的女性而言，购买私处护理液反而容易"入坑"。

其四，一些女性朋友有囤积卫生巾和护垫的习惯，不少人会长期在包内放一两个，以备不时之需。可是卫生巾和卫生护垫也有保质期，长期存放还容易导致细菌入侵，使它们变成病菌携带体。此外，私处要保持透气干爽，而卫生护垫本身透气性很差，长期使用不利于私处健康防护。

牛医生健康小课堂

女性朋友在清洁私处时存在的几种常见误区，基本上可以归结为一种很普遍的认知错误，那就是私处非常脏。但事实上，私处真的那么脏吗？你真的有必要那么干净吗？

从生理学的角度来说，身体本身具有自我清洁的系统，阴道内部就有自己的"私人清洁工"。它拥有自己的菌群，这些菌群会维持正常的生态平衡，打造一个适宜酸性的环境。在这个环境中，菌群会自动进行杀菌，具有自净的能力，所以根本用不着你帮忙。

只要私处没有出现瘙痒、刺痛、红肿、白带异常、月经异常、流血、流脓等异常症状，就表明私处是健康的，是清洁的。如果人们频繁进行水洗，或者过度使用各种护理液和清洁剂，反而会打破阴道内部菌群的平衡，病菌就会乘虚而入。

所以一般情况下，女性朋友不要随便清洗阴道内部，每天可以用干净的温水（专用的脸盆）清洗外阴部位，及时清除外在的细菌和脏东西。清洗外阴时注意先后顺序：先清洗外阴，然后洗大阴唇和小阴唇，最后洗肛门及其附近。

当然，私处的护理和清洁是一项日常工作，尤其是当私处存在污染的可能时，需要及时进行清洁。比如月经过后三天内，阴道的防护能力最脆弱，病菌和脏东西最容易入侵。这一时期有必要进行深度护理及清洁，为整个生理周期保驾护航。

如果生殖系统出现了炎症和疾病，那么就需要适当用药清洗下体，药浴就是常用的方法，也可以直接将药物混合在热水中，用药熏的方式清洁私处。

一些所谓的防护装备和清洁工具，本身就具有很大的局限性。在使用的过程中，要讲究科学、规范和适度原则，使用不当的话，清洁用具反而会变成污染源。

生活小贴士

在清洁私处的时候，一方面要注意清洁方法；另一方面则要注意清洁的一些细节，避免感染病菌。

比如许多女性喜欢使用浴盆洗澡，或者采用坐浴的方式清洗身体。从卫生防护的角度来说，最好不要选择坐浴。女性直接坐在盆里清洗，这样很容易导致肛门口的细菌污染阴道和尿道。一些喜欢使用浴盆的人，应该注意及时清洁和消毒浴盆。

又如在清洗外阴前要保持手是干净的，否则双手会成为污染源。此外，清洗外阴时要轻柔，不要用力摩擦和刺激皮肤，最后要用干燥的棉柔巾或者专用毛巾擦净。

④ 清洁度Ⅲ度是否意味着要接受治疗？

很多女性在拿到妇科检查的化验单时，常常会看到这样几个字——清洁度Ⅲ度，于是就忍不住担心自己私处的卫生情况，觉得自己的私处一定患上了炎症，或者感染了什么妇科疾病。短短的一行字，往往让女性心惊肉跳，担心下边又出了什么幺蛾子。

有个患者在医院接受检查之后，拿着化验单找到我问："牛医生，你看看单子上有什么问题吗？其他的看起来好像还可以，就是这个清洁度Ⅲ度让我感到有些紧张，我不知道出了什么问题。"

我仔细看了一下化验单，发现各项指标都正常，并没有发现病原体感染，于是就将化验单还给对方，然后告诉她可以直接回家了。

"这个清洁度正常吗？是不是不清洁的表现？"

"严格来说，不算正常范围，但也不是什么大问题。"

看到对方仍旧一头雾水，我进一步做出解释："清洁度高可能是炎症的表现，但你没有不适，也没有相应病原体的阳性，过段时间复查一下就可以了。"

实际上，很多人不明白清洁度 Ⅲ 度是什么意思，也不清楚化验单上的这句话究竟传达了什么信息，只会习惯性地将其当成一个不好的征兆，去为一些根本不存在的事情而担忧。

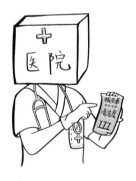

牛医生健康小课堂

想要弄清楚清洁度 Ⅲ 度代表了什么，首先就要对清洁度有一个大概的了解。清洁度是对阴道环境和健康状况的一个测量指标，正常的阴道清洁度是 I 度或者 II 度。清洁度 I 度一般是指阴道分泌物中含有大量阴道杆菌及上皮细胞，没有杂菌和白细胞，这类分泌物透明无味，量少清稀，属于正常状态。清洁度 II 度是指阴道分泌物中含有中等数量的阴道杆菌及上皮细胞，但是白细胞及杂菌很少，总体上仍属于正常的阴道分泌物。

清洁度 III 度一般是指阴道分泌物中含有少量阴道杆菌及鳞状上皮细胞，杂菌和白细胞比较多，一般会出现较轻的阴道炎症。很多时候，清洁度 III 度都是和阴道炎症并存的。当清洁度为 IV 度的时候，阴道分泌物中一般找不到阴道杆菌，只有少许上皮细胞、大量白细胞以及杂菌。这类患者一般患有霉菌性阴道炎、滴虫性阴道炎等较为严重的炎症。

当阴道分泌物显示为清洁度 III 度时，表明阴道内不那么干净，但并不意味着就一定患有阴道炎症。从临床表现来看，清洁度 III 度可能和其他因素有关。当遇到以下几种情况时，根本不需要做什么特别处理。

1.天气原因

南方的天气潮湿，雨水充沛，这种闷湿的气候容易影响女性阴道环境，导致检测时出现清洁度 III 度的现象。

2.生理期

在月经期前后，身体内的分泌物比较多，不会像平常那样干净，在检测的时候，会出现清洁度 III 度的情况。

3.性生活频繁

当男女双方在某段时间内啪啪啪的次数很多时，女性的阴道环境就会出现清洁度 III 度的现象。一些啪啪啪后两三天就去检查身体的女性，清洁度 III 度的可能性也比较大。

4.怀孕

当女性怀孕的时候，阴道分泌物会增加，而这些增多的分泌物可不像怀孕前那么干净，清洁度很容易达到 III 度。

5.情绪波动

当女性的生活压力比较大时，情绪波动也较大，而且喜欢吃一些油腻的食物和甜食，也有可能会导致清洁度从 I 度、II 度升高到 III 度。

如果在体检的过程中，只是检测出清洁度 III 度，而没有发现滴虫、霉菌、细菌等病原体感染，而且自己也没有任何不适，那么就不需要过多担心。

如何降低阴道清洁度？

很多女性想利用清洁剂清洗下体以降低阴道清洁度，其实这样做很容易破坏阴道原来的酸性环境，极易引发炎症，从而提高清洁度。降低阴道清洁度正确的做法是：

1. 养成良好的生活习惯，合理安排作息时间；均衡饮食，多吃蔬菜瓜果；调节个人情绪。

2. 每天可以用温水清洁私处，房事前后也需要清洗，保证私处的卫生，内裤每天换洗，保持干净清爽。

3. 当私处出现炎症和疾病时，一定要立即前往医院检查和治疗，针对性地选择口服药物或者局部用药，绝对不能拖延。

❺ 如何避免月经侧漏的尴尬现象？

女性进入青春期后，每个月都会遭遇一次麻烦事，那就是月经。月经常常会对女性的正常生活和工作产生影响，痛经更是常常让人感到生无可恋。除了痛经，还有一种情况让人感到无奈，那就是月经侧漏，这是大部分女性都可能遭遇的尴尬事件。

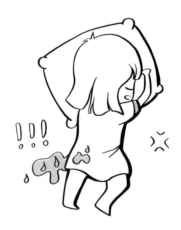

我的一个闺密去超市购物，结果刚刚进去没几分钟，就听到身后一个小女孩嗲声嗲气地同她母亲说道："妈妈，妈妈，快看，这个阿姨裤子上流血了。"闺密回头一看，发现小女孩的手指正指着自己。小女孩的母亲有些尴尬地站在那儿，旁边还有不少女性捂着嘴偷笑。闺密一下子就傻眼了，早不来，晚不来，偏偏这个时候让自己出丑。

更令人难为情的是，闺密那天穿的是一条白色的裤子，因此血渗出得非常明显。这可真是典型的社死现场了，窘得闺密都想找个地缝钻进去。她立即躲到厕所里，然后打电话让我帮忙送一条裤子进去，并顺带买两包卫生巾。

这一次的经历，让她对这家超市都产生了心理阴影。之后差不多两年时间里，她都没有再去过这家超市。

女性月经侧漏是一个比较常见的现象，很多女性在经期都遇到过这种情况。有时候即便做了一些防护措施，也有可能会遭遇突发状况。那么，究竟怎样做才能有效防止月经侧漏给自己带来难堪呢？

牛医生健康小课堂

想要成功预防月经侧漏，那么就要对它有一些基本的了解。月经侧漏实际上是指月经量偏多时经血溢出卫生巾的现象。

月经侧漏往往和三个因素有关：

第一，月经量实在太多了，以至于自己购买的卫生巾根本挡不住这种来势汹汹的月经，最终只能眼睁睁地看着侧漏的发生。

第二，身体经常偏转和运动，导致卫生巾和私处的贴合度变差。比如月经侧漏很容易发生在晚上睡觉的时候，就是因为不少女性睡觉时不那么"老实"，不滚来滚去都睡不好觉，最终经血把床单染个遍。

第三，很多女性选择卫生巾的型号不对。由于卫生巾型号太小，导致月经侧漏的发生。一般来说，容易发生侧漏的女性，可以选择更大号的卫生巾。

在预防和解决月经侧漏的问题时，可以从以上三个因素入手，提前做好预防措施。这种预防通常需要从多个方面入手：

1.保持私处卫生，勤换卫生巾。不管卫生巾有没有湿透，最好 2 ~ 4 小时更换一次。尤其是晚上睡觉之前，更需要换一片干净的卫生巾。

2.适当多运动，但不要做剧烈运动。许多女性担心大姨妈发生侧漏，因此在经期喜欢坐在椅子上，或者躺在沙发上，不爱到处走动，但这是不正确的做法。长期久坐，会导致血液流通不畅，在站起来改变体位的时候血液会突然流出来很多。

3.经常发生侧漏的女性，可以选择加厚型卫生巾、大号卫生巾，避免买到劣质且吸水性差的卫生巾。

4.很多女性认为，经期穿紧身衣可以有效预防侧漏，还能缓解痛经。但是穿过紧的紧身衣会引起不适，所以衣服的松紧度要适宜。

对女性来说，需要从生活习惯、饮食安排、生理防护等多个方面入手，才能有效地解决月经侧漏的困扰。

生活小贴士

　　许多容易发生月经侧漏的女性，可以尝试着使用侧漏克星——安睡裤。它看起来像尿不湿，但其实和尿不湿不一样，属于卫生裤的一种，能 360 度无死角地兜住屁股，日常走动时，也不用担心月经会让自己当众难堪。

　　当然，如果女性每一次月经的出血量都特别多，甚至超过了 80 毫升，基本上就是一天可以"吃透" 4~5 片卫生巾，应该去医院进一步检查血常规、妇科 B 超，看看有没有子宫肌瘤、子宫腺肌症等疾病，然后进行针对性的治疗。

❻ 阴道分泌物有酸味，正常吗?

许多女性朋友非常关注阴道的健康问题，所以经常会查看自身情况，比如看看外阴是否有什么异常，月经和白带是否正常，阴道内外部有没有瘙痒和疼痛感、有没有长出什么异物。还有一点就是观察阴道分泌物的情况，包括阴道分泌物的色泽、性状及气味。其中对阴道气味的关注，是女性进行自检的一个重要方式，更是了解自身身体状况的一个渠道。

有一次，我和几个闺密一起参加聚会，席间不知是谁讨论起了妇科方面的问题。其中一个朋友突然有些严肃地说："我最近发现下体有一些气味，此前我从未关注过这些，然后我尝试着闻了一下，发现分泌物有一股酸味。"

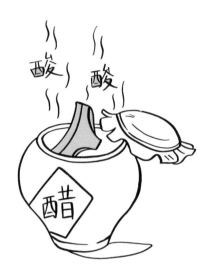

不知是谁附和了一句："我也是。而且最近几个月，我都闻到了一股酸味，似乎越来越浓。"

另外一个凑上来说道："是吗？我倒没有刻意关注过这个问题。话说阴道内部不是酸性的吗？你下边有酸味不是挺正常的吗？难不成担心发霉发炎了啊？"

这个朋友的一席话将大家都给逗乐了，然后有人突然将这个问题抛向我："我们的牛大医生在这里，她会告诉你们酸味到底是怎么一回事。不是酸味，我想总该就是咸的吧，我下边似乎就有点咸咸的。"

眼看着这个话题要被老司机们带上"高速公路"了，我故作严肃地说："你们可能要去检查一下身体了，阴道内虽然是酸性的，但闻到酸味可不是什么好事，估计是炎症的表现。"

大家听了一愣，有些疑惑。很显然，在她们看来，酸性的阴道难道不应该就是酸味的吗？

牛医生健康小课堂

很多人会说阴道内部是酸性环境，既然是酸性环境，那么有点酸味也很正常。可是，事实真的是这样吗？

其实，阴道是酸性的不假，但这种酸性和所谓的酸味是完全不同的概念。酸味指的是舌头或者鼻子对味道或气味的感知，而酸性指的是物质的性质，是一个化学概念，酸性物质的 pH 值小于 7。在日常生活中，很多有酸味的食物，诸如苹果和酸梅其实是碱性食物；而像很多肉类和糖类并没有什么味道，反而是酸性的。阴道之所以拥有酸性环境，就是因为拥有酸性的阴道分泌物，这些分泌物本身是没有什么气味和味道的。

当女性朋友察觉到自己的阴道有酸味，尤其是在日常生活中都可以闻到这种气味的时候，就要去医院检查一下，排除出现妇科炎症的情况。

阴道保养的一个重要前提，就是维持阴道内部的酸性环境。女性朋友平时可以使用温水清洗外阴，但不要随意清洗阴道。事实上，阴道酸性环境的维持主要和内部菌群之间的生态平衡有关，而且大多是靠乳酸杆菌来调节的，当乳酸杆菌的含量变得很少时，就可能会导致阴道酸碱度出现变化，容易发生炎症。此时，女性朋友可以用一些调整阴道菌群的药物来增加阴道内的乳酸杆菌数量，以此来改善阴道内环境。

此外，要养成良好的生活习惯，早睡早起，工作之余注意休息，注意私处的卫生，加强营养，控制性生活的次数，并进行适当的锻炼，提高机体的免疫力。

⑦ 内裤究竟可以穿多久？

中国人向来都会过日子，在穿衣打扮上，虽然人们对于品牌、款式及布料的要求越来越高，但不少人还是存在"新三年，旧三年，缝缝补补又三年"的老思想，衣服穿旧穿破了缝缝补补接着穿。勤俭节约是中华民族的传统美德，人人都要以勤俭节约为荣，不过一切都要有个度，如果连内裤也要走这种极致的节约路线，那就真的是"抠门到家"了，主要是不卫生。

有个患者去医院做妇科检查，在检查完之后，医生发现她感染了阴道炎和盆腔炎，而且还存在子宫内膜增厚的情况。在为患者提供治疗方案之后，主治医生偷偷在报告单上写了一行字：平时注意个人卫生，还有一点，内裤要及时更换。患者回家之后，见到了这行字，脸羞得通红。原来她在检查时，医生发现了她内裤上的破洞，这条一年前买的内裤，就这样被医生的"火眼金睛"给看穿了。

患者觉得自己的隐私受到了侵犯，她的丈夫也觉得这个医生似乎在嘲笑妻子，于是夫妻俩第二天就跑到医院去闹事，要求医生当面道歉。医生觉得很无辜也很无奈，那天检查之后，她本来想要提醒对方的，可是由于办公室有其他人，她顾及患者的面子，没好意思当面说出口，就想着将话写在报告单上，没想到还是被患者给误解了。

这件事出来之后，引发了激烈的讨论。很多人觉得穿内裤是个人隐私，医生没必要说出来；也有人觉得医生只是善意的提醒，患者没必要反应过度。这件事情到底谁是谁非，每个人的看法都不一样。但在这件事中，关于内裤的问题倒是引起了我的兴趣。

恐怕多数人从来没有考虑过这样的问题：一条内裤究竟可以穿多久？有不少人的内裤一般穿到很破了才会想着去换，也有人只有在服装店见到新款式的内裤时，才会想着换一条，或者穿到自己也觉得不好看时，才会购买一条新的。还有不少人会这样想，内裤旧点也没事，反正穿在里面也没人看见，它不像外套那样，需要时刻保持光鲜。除了那些喜欢经常变着花样买内裤的人，一般没有多少人会真正考虑自己换内裤的事。可是从健康的角度来分析，人们需要对内裤的使用周期做一个合理的规定，尤其是对女性朋友而言。

牛医生健康小课堂

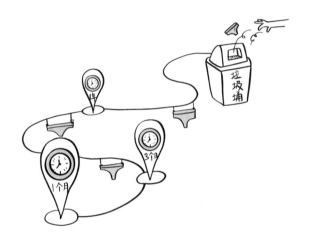

关于内裤能穿多久的问题，并没有一个明确的规定。有的人穿一个月就丢了，有的人可能会穿个一年半载。如果内裤穿的时间太短的话，动不动就换内裤也费钱包，的确吃不消，内裤毕竟不是一次性的消费品；时间太长的话也不行，因为内裤容易沾染月经、尿液、阴道分泌物和粪便，容易滋生大量病菌，而且时间越久越难以清洗干净。

　　一般来说，一条内裤的使用期限最好不要超过三个月，这只是在正常情况下而言。如果女性发现自己的内裤出现了以下三种情况，那么就要赶紧丢掉。

1.严重变色变形

　　许多人洗内裤时，巴不得将全身的力气都用上去，洗衣液抹了又抹，刷子也是反反复复刷个不停。在很多人看来，内裤是很脏的，而清洁的最好办法就是反复洗刷，将细菌、寄生虫和污渍什么的都洗干净，所以内裤常常几天时间就变得不成样子了。而这样的内裤穿起来不但不合身，而且也失去了应有的防御力，私处往往很容易接触到体外的脏东西。

2.布料变得又干又硬，摸着非常粗糙

　　布料粗糙的内裤穿起来非常不舒服，要知道内裤作为贴身的物件，一定要舒适，尤其是它与私处接触，必须要确保私处的舒适度。如果当一条内裤穿成了牛仔裤的感觉，就知

道早该扔掉了。

3.上面有污渍，而且怎么洗也洗不掉

当一条内裤穿得跟抹布一样时，就没有必要继续留着了。且不说拿出来晾晒时不够"体面"，这样的内裤往往沾染了很多细菌，多穿几次会增加感染的风险。

总而言之，当一条内裤看起来不再"体面"和舒适时，就要及时更换，毕竟一条内裤也省不下多少布料。

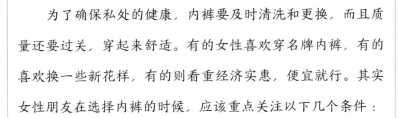

内裤的选择

为了确保私处的健康，内裤要及时清洗和更换，而且质量还要过关，穿起来舒适。有的女性喜欢穿名牌内裤，有的喜欢换一些新花样，有的则看重经济实惠，便宜就行。其实女性朋友在选择内裤的时候，应该重点关注以下几个条件：

1.全棉质地，贴合皮肤，不会刺激私处，也不存在化工产品的污染。

2.尺寸合适，不紧不松，穿起来很舒服，对日常生活不

会产生影响。

　　事实上，每个女性都有自由选择穿什么内裤，或者什么内裤也不穿的权利。但无论如何，她们都需要对自己的健康负责，毕竟只有穿出健康，才能穿出自信和美感。

❽ 内裤究竟怎么洗才干净？

许多人发现自己很容易染上一些妇科炎症，治好之后，又会反反复复发作。通常情况下，女性会将这些问题的原因归结为不洁性生活、体质下降，或者触碰了不干净的东西，却常常忽略了一个关键的环节，那就是内裤。事实上，它可能会成为一个可怕的传染源，那些炎症往往就是通过内裤进行传染的。也许有人会说："我天天都换洗内裤，不可能会传染病菌的。"但问题在于，她们真的将内裤清洗干净了吗？

比如，我可以提一个最简单的问题：通常情况下，大家是如何清洗内裤的？是单独清洗，还是和其他衣物甚至袜子扎堆清洗？至少我认识的很多女性，都没有单独清洗内衣内裤的习惯，经常就是将内衣内裤混合着其他衣物一同丢进洗衣机清洗。

我有个同学，在整个大学期间，喜欢将一周的衣服和内衣裤攒起来一起洗，每次都是满满的一箱子衣服。

有些人在清洗时缺乏消毒意识，认为只要将内裤上的黄色分泌物清洗干净就行了。在某次普及妇科疾病知识的公益活动中，我发现不少女性在清洗内裤的时候，会选择普通的洗衣粉，而且不少人直接将内裤放在热水里泡。

内裤直接接触私处，本身就很容易染上各种病原体。因为阴道分泌物、尿液、月经中含有大量细菌，肛门和粪便中也会携带大量的病菌，这些都会跑到内裤上，如果不进行科学、严格的清洗，就会埋下健康隐患。

牛医生健康小课堂

作为个人清洁卫生中最重要的工作之一，内裤的清洗至关重要，对女性来说更是如此。那么，如何才能确保内裤清洗干净了呢？

1. 内裤要单独清洗，不要混合其他衣物

混合着洗衣服的最大缺点就是，内衣内裤可能会沾染其

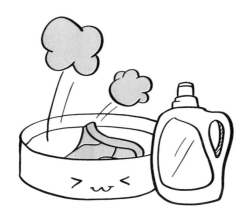

他衣物上的脏东西，这样内衣内裤往往会越洗越脏。一些人还喜欢将袜子也混着一起洗，袜子上的真菌等也容易跑到内裤上。女性最好还是选择一个专用的脸盆清洗内衣内裤，隔离其他污染源。

2.不要将内裤放进洗衣机清洗

这种洗衣机清洗的方式存在很大的健康隐患，因为洗衣机中很容易滋生细菌和真菌，而通常情况下，人们并没有清洗洗衣机以及给洗衣机消毒的习惯。因此当内裤进入洗衣机清洗时，不但容易洗不干净，还容易染上其他病原体。

3.注意洗涤温度

许多人发现内裤穿久了，上面有很多黄黄的东西，不管怎么揉搓都洗不掉。这些很多都是分泌物中的蛋白质变性后留下的，很多普通的洗衣粉、肥皂等都不能充分溶解这些分泌物，而且很多人喜欢高温消毒，而高温更容易加速蛋白质变性，这些就更难洗掉了。所以我建议选择专用的内衣清洗剂，使用凉水清洗，尤其是沾染血迹的内裤，更不能用热水洗涤。在选择洗衣液时最好选择弱酸性的，可以减少对女性私密处的刺激。

4.在阳光下充分晾晒

内衣内裤如果不能充分干透，在潮湿的环境下容易滋生病菌，埋下健康隐患，所以内衣内裤最好放在室外晒太阳，充分利用阳光中的紫外线进行杀菌。只有充分晒干，才能避免滋生病菌。在阳光不充足时，烘干也是非常重要的。

与孩子一起性健康启动

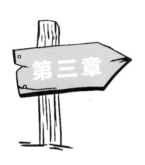

羞羞那点事，
别想歪了！

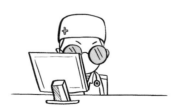

① 过早性行为的危害

随着社会风气的日益开放和性知识的普及，人们的性观念也越来越开放，很多人对于性不再讳莫如深，不再将其当成在被褥里藏着掖着的"极品"话题，也不再是"不能触碰"的尴尬话题。人们也不再像过去那样保守地看待性，婚前性行为以及奉子成婚的现象越来越普遍，甚至还出现了过早性行为的现象。

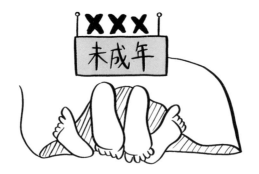

2019年的夏天，有位母亲带着女儿来我这里检查身体。在支走其他患者之后，小女孩的母亲才流着泪说出女儿怀孕两个多月的事情，希望我可以尽早安排她女儿进行流产手术。让我吃惊的是，这个女孩还不满15岁。更令我吃惊的是，在检查身体和询问的时候，女孩偷偷告诉我说，这已经是她第二次流产了。第一次是男朋友陪着偷偷去流产的，她一直不敢告诉母亲。

我看着眼前的小女孩，心里五味杂陈，不知道该说点什么好。对于一个成年女性来说，流产两次都会给身体带来严重伤害，并且手术中和手术后都具有很大的风险，更别说还是一个未成年少女。我无法想象，当她走下手术台后会变成什么样子，以后的道路应该怎样走。

事实上，多年来，我接诊过不少因为性行为而受到伤害的未成年少女。有的人因为早孕而不得不选择流产，有的人因为频繁性交而损害了子宫和阴道，有的人小小年纪就染上了性病，还有一些少女甚至患上了抑郁症，多次自杀。在一个不成熟的年纪偷尝禁果，她们最终都会被这种错误的行为反噬。

牛医生健康小课堂

过早性行为究竟指多早？一般是指年龄小于 16 岁的未成年少男少女。他们身体发育不完全，性器官更是处于发育之中，而且心理也不够成熟。过早性行为会对他们的身心产生严重的伤害，对他们以后的生活，尤其是对性的态度会产生负面影响。具体来说，女性过早性行为有以下几个危害：

1.过早性行为可能会对未发育好的生殖系统产生伤害，甚至引发阴道大出血。这样不仅增加了性行为的危险性，而且过早性行为会影响性器官的正常发育，对生殖系统造成最直接的伤害。

2.过早的性行为容易导致不孕，一方面是因为性行为会给发育不完善的生殖器带来伤害，导致它们丧失正常的孕育功能；另一方面，若防护措施不当会导致意外妊娠，选择人工流产可能会对生育系统产生不可逆的负面影响。

3.过早出现性行为会破坏女性原有的抗感染能力，导致女性容易患上炎症。很多十几岁的女孩子，就是因为过早发生性行为而染上阴道炎、子宫内膜炎、盆腔炎等。

4.过早性行为会使女性出现心理障碍，导致她们对自己产生厌恶感和负罪感，对性产生恐惧心理。很多少女在经历性生活后，还会产生错误的人生观和价值观，进而直接影响自己的学习和生活。

此外，宫颈癌的发病率和初次发生性行为的年龄息息相关。16岁以前发生性行为的女性，与20岁以后发生性行为的女性相比，其患上宫颈癌的概率要高出3倍以上。

总而言之，早恋不光荣，过早发生性行为更是不可取。

普及性教育刻不容缓

在过去，我们经常会听说国外的女孩子多么开放，在很小时就与人发生性行为。其实在国内，过早性行为的现象也越来越多，而且在逐渐年轻化。如果说国外的过早性行为和开放的性观念相关，那么国内的过早性行为大多是因为性教育的缺失。正因如此，亟须强化性教育，努力将性教育作为家庭教育和学校教育的重要课题来对待。

首先，性教育要从娃娃抓起。家长从小就要给孩子灌输正确的性别观念和性知识，帮助孩子走出误区，正确认识自己的身体，并树立正确的性观念。

其次，家长和老师从小就要教育孩子努力保护好自己的身体，要对自己的身体负责。只有培养了对自己负责的态度，才能够更好地保护自己，并养成自律的好习惯。

再次，家长和老师要及时关注青春期孩子的身心变化，帮助和引导她们正确地认识那些变化，同时要及时帮她们解决性方面的困惑，必要时可以邀请心理老师来帮忙。

最后，成功性教育的关键在于父母的开明，他们需要保持包容和开放的心态，自身要正确地看待性，不要将其描绘为一种丑陋的东西。当孩子产生一些错误的想法和行为时，也不要总是想着去压制和阻止，疏通和解开孩子内心的困惑才是最重要的。

❷ 初夜没落红！我不纯洁了！

在婚恋关系中，爱情虽然很神圣，但是性也同样如此。尤其是初夜，无论男女都对其看得很重要，将其视作对爱情忠贞的重要表现。男人一般都希望妻子可以将初夜留给自己，而女性也乐于将初夜留给自己最爱的人。正因为如此，是不是初夜就成了一个男女都在关注的社会话题。

某一天，有个20多岁的小姑娘，满脸愁容地走到我的办公室，希望做一个妇科检查，看看自己的处女膜有没有破损。一开始我以为她身体不舒服，可是询问之下，才知道她是为初夜自己没有落红的事情担心。原因在于，前一段时间，闺密跑过来向她诉苦：在新婚之夜，自己没有落红，当时丈夫小声嘀咕了一句"原来你不是处女了呀"。这个闺密之前谈过一个男朋友，两个人还发生了男女朋友之间都会做的事情，初夜没有落红自然是瞒不住的。正因这句话让闺密自尊心受损，并产生了羞耻感，之后两个人在生活中总是扭扭捏捏的，像是隔了一层什么，结果不到半年就离婚了。

这小姑娘被闺密的情况吓到了，因为前两天自己结婚，洞房夜也没有落红。虽然丈夫没有说什么，但是她知道丈夫肯定会有疑惑，而自己的心里也挺不是滋味的。和闺密不同，小姑娘并没有性生活的经验，但是不知因为什么，当天晚上并没有落红。她怕丈夫会多想，同时担心自己的身体是不是出现了什么问题，所以希望我能够帮忙找出问题所在。

听了小姑娘的故事，我感到挺惊讶，也挺心酸的。想不到，到了今天，还有不少女性被"初夜是否落红，是不是处女"这一类精神枷锁束缚。难道初夜没有落红，新婚妻子不是处女，这日子就不过了吗？这样的女人就不值得被爱了吗？

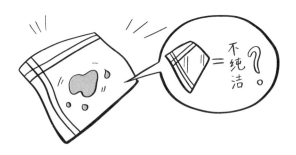

牛医生女性健康指南

牛医生健康小课堂

关于初夜落红的问题，其实并没有人们想的那样复杂，也没有必要将其和道德联系在一起。想要了解这些问题，就要了解为什么初夜会落红。

落红其实主要是指处女膜破裂后流出来的血液。处女膜虽然只是覆在阴道口的一层较薄的黏膜，但它含有结缔组织、血管及神经末梢。通常情况下，处女膜不会发生破裂，但在初次进行性行为的时候会在外力作用下破裂，这个时候，结缔组织和血管就会破裂出血。

但初夜落红可不是绝对的。相关调查表明，有很大一部分女性在初夜是没有落红的。可以说，初夜落红与不落红都是一种正常的现象，没有必要过度解读。首先，处女膜不是一碰就破的，有的人天生就拥有较厚的处女膜，性交时难以弄破，所以不会出血；其次，虽然处女膜破裂但没有血管的破损，也不一定会流血；最后，初夜不落红可能和处女膜提前破裂有关，日常运动、骑车以及经受碰撞时都可能导致处女膜破裂。

有趣的是，很多时候，所谓的落红可能并不是女性的。因为男性在性交过程中，也可能会阴茎受伤导致出血。当某些人还在为心心念念的落红而感动时，却不知可能是被自己的"小弟弟"给欺骗了。

处女情结的心理解答

初夜或者说是不是处女真的很重要吗？从心理上来说，也许很重要，但从生理上来说，几乎没有任何价值。不是第一次，难不成就不能生孩子了？难不成就变脏了？难不成就丧失了爱与被爱的权利？成天把"是不是第一次"挂在嘴边的行为，恰恰是对爱情不忠贞的表现。

女性也有追求性自由的权利，女性也可以在婚前有健康的性行为。那些看重初夜和处女的行为，其实是对女性追求性自由、享受性乐趣的束缚。一个身体健康、心理健康的女性，应该是能够对自己的身体和身体需求负责的，也是能够对爱情负责的。她们应该大声喊出"我的身体我做主"，除此之外，没有任何人可以说"你必须把初夜留给我"。

其实，反过来说，男子是否可以做到把第一次交给爱人？是否能做到从一而终？是否也能够把贞操和爱情等同起来看待呢？如果做不到，那他们就不该将女性的初夜同道德和贞操强制联系在一起。

一个聪明的女人，是能够包容自己的身体，并自由支配自己身体的。她可以为爱付出，但更加值得为自己的快乐和幸福付出。

❸ 从来没高潮，是性冷淡吗？

在讨论性或者性生活时，很多女性都会感到害羞。即便和爱人在一起讨论，可能也会感觉很不好意思，这样就会使得她们在性生活中的很多感受被忽视掉，比如性高潮。让一位已婚男士谈论一下自己是否记得妻子上一次高潮在什么时候，或者是否注意过妻子曾经有没有过高潮，恐怕多数人都说不上来。至于女性，她们可能会在性生活中隐藏自己的感受。

我接诊过很多成年女性，其中有很多人都表示自己没有体验过性高潮。有一次，一个 40 岁左右的女教师来我这里体检，得知结果一切正常后，她有些为难地开口问了一个问题："牛医生，性冷淡有药物可治疗吗？"

在多年的行医生涯中，我很少遇到真正的性冷淡。很多时候，

牛医生女性健康指南

患者怀疑自己性冷淡，都是身体和心理出现了问题，而不是真正的对性感到无趣甚至厌恶。于是我就追问她为什么会这么想。

她有些尴尬地说："我结婚 20 年了，可从来不知道高潮是什么，也没有体验过高潮。"

"没有性高潮，并不意味着性冷淡。"

"可是我身体很健康，夫妻也很恩爱，每次房事似乎持久度也够。"

"没有性高潮是多方面因素引起的，身体健康的人也可能会丧失高潮体验，尤其是对女性而言。"

我建议她，回去带着丈夫一起查阅一下性生活方面的知识。

其实，关于女性性高潮，一直都是一个容易被忽视的问题。中国人口协会、中国妇女儿童事业发展中心曾经共同发布了一份"中国女性性福指数调查报告"，报告显示，在中国仅有 32% 的女性对性生活感到满意（18% 的人对性生活比较满意，14% 的人觉得很满意），39% 的女性觉得一般，12% 的女性觉得不太满意，17% 的女性对自己的性生活感到不满意。

而在这些不满意的女性群体中，很大一部分人甚至都没有感受过高潮，这是一个重要原因。著名的性学家西摩·费希尔曾对 300 多名中产阶级家庭的女性做了调查，发现只有 39% 的女性能够达到性高潮。国内外的很多研究都表明，只有大约30%的女性可以经常体验到性高潮，而大约有 7.7% 的中国女性一生中都无法体验到性高潮。而性高潮的缺失，是导致女性对性生活感到不满意并丧失兴趣的重要原因。

牛医生健康小课堂

每个人都渴望在性生活中达到高潮状态，那么我们首先要了解什么是高潮。

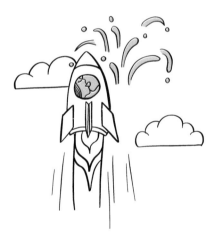

男性的高潮通常表现为射精，那么女性的高潮有什么表现呢？有的"老司机"会说"夸张的呻吟声""潮吹"和"止

不住的抽搐"，只能说那些"小片子"使得他们中毒太深。虽然以上这些表现都可能会出现，但女性高潮的表现其实非常丰富。比如高潮中的女性会面带潮红，身体会出现一些较为明显的动作，有的女性会弓起背部，有的女性会出现较为强烈的阴道收缩现象，有的会抱起枕头或者被子，有的会抓人和咬人，有的会大声呻吟，有的会大喊大叫，还有一些人则表现得很平静。

事实上，女性高潮的生理机制在于，它通过肌肉的痉挛释放出性欲望的巨大能量，快感就会像波浪一样袭来。正因如此，经历性高潮的女性会产生几秒钟类似于飞天的悬浮感，整个身体似乎飘浮起来，也有人会产生短暂性死亡的奇特感觉，感觉灵魂已经脱离身体了。之所以会这样，是因为性器官受到持续有节奏的刺激时，器官上的敏感神经会将身体的性冲动传达到脊髓，而脊髓又会立即将这种冲动和欲望送回骨盆区的性高潮肌肉中，从而产生类似的快感。大部分性高潮的女性都能够感受到周身有一股暖流。

那么，为什么很多女性总是无法感知到高潮呢？原因分为两种：第一种是性生活不和谐，性生活质量不高；第二种是性冷淡或存在其他的生理、心理疾病。

性生活的不和谐与性生活质量低下，往往和双方的性行为有关，比如：

◆ 性交时间太短，使得女性受到的性刺激不够；

◆ 男士动作粗鲁，使女性感到不舒服，降低快感；

◆ 双方每次都当成例行公事，没有全身心投入；

◆ 单一的姿势、体位和动作，会导致双方对性生活丧失乐趣；

◆ 工作压力大，导致双方性唤起不充分。

性冷淡以及生理、心理疾病对高潮的影响也很常见，比如：

◆ 女性之前不愉快的性体验，导致自己产生了阴影；

◆ 身体内有炎症或其他妇科疾病，导致女性敏感度降低，甚至害怕性交；

◆ 对性生活期待过高，而在实践中感受不充分，从而对性生活失去兴趣；

◆ 夫妻感情长期不合，导致女性对性生活产生抵触心理；

◆ 少数女性性器官周围的神经不敏感，不容易产生强烈的快感；

◆ 有时候，男方存在生理和心理疾病也会导致性生活质量下降。

对于那些从来没有体验过性高潮的女人来说，这并不意味着她们就是性冷淡。实际上，高潮的体验受到很多因素的干扰，女性朋友不要动不动就给自己贴上"性冷淡"的标签。

啪啪啪也要讲究科学和方法

从某种意义上来说，真正的性生活应该是男女双方身心达到最佳的愉悦状态，而性高潮就是最直接的体现。尽管没有任何证据表明，性高潮会对夫妻感情和婚姻生活产生影响，但对女性来说，无法体验到高潮，会成为性生活当中的一种损失，也使得她们享受性生活的权利大打折扣。

那么，如何才能保证女性也能够享受性高潮的快乐呢？

1.夫妻双修

完整、和谐的性生活往往需要男女双方达到身心合一的境界，双方要相互配合、相互爱抚，营造浪漫环境。必要的时候，也要懂得做出改变，以寻求新鲜感。需要注意的是，只有在对的场合、对的时间、对的情绪和对的感觉下进行"身体交流"，才更容易产生高潮。啪啪啪可不是一个人的事，一方强制另一方，或者一方盲目迁就另一方，只会让性体验的快感降低。

2.技巧很重要

性生活的质量往往和方式、技巧有关，这就是为什么很多老司机更容易体验到"开车"的乐趣，而那些在性生活中表现死板、单一和老套的人，很难取悦自己的性伴侣，更别说让自己舒服了。接吻、爱抚、情话、体位、情趣用品的使用等都是非常重要的方式，夫妻双方需要慢慢摸索和实践，保持足够的耐心。很多人喜欢通过"日本教育片"来获得性生活的知识，可能会弄巧成拙。

3.了解彼此的身体

性生活的和谐、高潮的到来与足够的性刺激有关，因此双方都要了解彼此身体最敏感的地方。一般来说，女性最性感也最敏感的器官是阴蒂，它可不仅仅是一个"点"，而是一个组织，从突出来的"小豆豆"开始，直接延伸到耻骨，长度达到了十几厘米，更不可思议的是，上面有8000多个神经末梢，是一个激发情欲的重要器官。除此之外，还有小阴唇、阴道外三分之一区。只要持续不断地给予这些部位一定程度的刺激，就可以让女性获得更强烈的快感。这些快感累积到一定程度，就产生了高潮。不过，高潮不一定要通过刺激私处来达到，合理刺激乳头、耳朵、臀部、腹部和胯部都可能会带来高潮体验。有少部分女性在睡梦中也能享受高潮。对于男女双方来说，有必要探索彼此的身体，找到最敏感的地方。

4.有病就医，不得拖延

男女双方如果存在身体上的疾患，并且影响到性生活的体验，那么就要及时进行治疗。男性的阳痿早泄，女性的阴道干涩、疼痛以及性冷淡，都必须引起足够的重视，及早去医院治疗。

5.保持享乐的心态

啪啪无小事，对于女性来说，有必要为自己而活。有需求时，要主动提出来，有什么问题要及时沟通。在性生活中，没有必要迁就别人，也不能当作例行公事。只有保持享乐的心态去对待性，才能更好地体验到它带来的生活趣味。

总的来说，女性应该更加积极地看待性生活，努力去寻找属于自己的快乐密码。

④ 啪久了会变黑?

无论男女，都会对性产生美好的期待。在他们看来，性是非常美好的东西，并且希望这种美好的东西不会受到任何破坏。这种期待使得他们对性器官非常在意，会有处女情结、处男情结。还有很多人对生殖器的构造、尺寸、颜色，性器官的敏感度等有特殊的要求。而人们一旦过分痴迷于此，就可能会对性产生一些误解，甚至被谣言误导和伤害。

那么，在性生活中，人们最容易被什么样的谣言误导呢？又是什么样的谣言，几乎改变了人们的性观念呢？

在众多答案中，恐怕多数人的想法都很一致，那就是"啪啪过多，就会导致私处变黑"。无论是做着女神梦的宅男，还是结了婚的男人，几乎都对这个谣言深信不疑。这个谣言的传播范围之广绝对超乎想象，即便是很多女性朋友，也会认为性生活过多会导致自己的阴部变黑，阴道越来越松。

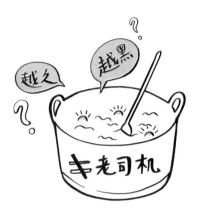

有个朋友在结婚之后，和丈夫约法三章，每个月最多只能"啪啪"一次。这样荒唐的要求让丈夫感到困惑和恼怒，毕竟每个人都有性需求。而新婚夫妇在这方面的需求更大，刚结婚的人不说每周一次，两三天一次的需求量也不算过分，妻子竟然要求每个月一次，这频率连很多中老年夫妻都不如。

再三追问之下，妻子说出了自己的理由："啪啪的次数多了，下边就会变得越来越黑，也会变得越来越松弛，我可不想变得越来越难看。"

丈夫觉得妻子太自私，于是拉着她来我这里澄清谣言。

相比于男人深受谣言困扰，更多时候，女性会成为这个谣言的受害者。有很多年轻女性曾经向我诉苦，说她们将第一次交给男友时，反而遭到了对方的质疑和嘲讽。原因在于男友发现她们的阴部特别黑，看起来就像是情场老手，甚至还怀疑女孩滥交，或者从事不正当的工作。

这些谣言往往会让女孩受到严重的伤害，被自己的爱人和身边的朋友误解、孤立，产生自卑心理，对爱情和婚姻生活失去信心，对自己的身体产生厌恶感。

牛医生健康小课堂

以私处偏黑或者阴道松弛作为性交频繁的证据，甚至作为纵欲的表现，显然没有任何科学依据。现代科学研究表明，女性在啪啪啪过程中，身体内的雌激素水平波动很小，而且也没有任何证据证明两个人为爱鼓掌而产生的激素波动会导致私处的色素沉着不断增加。

那些认为私处很黑是纵欲造成的人，往往是受到了黄色书籍和色情视频的影响。在他们的认知中，未经人事的女孩子，下面肯定是粉嫩或者白里透红的。但实际上，他们真的对女生的私处了解吗？是否真的做过调研，得出性交次数多会导致私处发黑的结论？

女性的私处之所以会黑，往往和生长激素的分泌有关。在婴幼儿时代，女性的外阴的确是粉白嫩的，没有阴毛，也没有色素沉淀。可是当女性进入青春期以后，阴唇两侧就会长出色浅而软的阴毛，并且不断变粗、变硬、卷曲、颜色加深。当阴毛区域长成倒三角的形状时，往往意味着女性发育成熟了。与此同时，雌激素的分泌会导致阴道上皮增厚、变粗，大、小阴唇也开始大变样，不断增厚、变宽，长出更多的皱褶。到了这个时候，色素开始不断沉积，大量色素细胞聚集在外阴部位，使得整个外阴明显比其他地方的皮肤黑。

此外，需要注意的是，有的人之所以私处看起来比别人更黑一些，并不是因为"做"得多，而是因为她们身体里自带的基因。这些女性在青春期之前，皮肤的底色可能就偏黑，在雌激素的刺激下，黑色会变得更加明显。

所以问题很简单，私处的黑一方面是基因里带来的颜色；另一方面是后天发育产生的色素沉淀。人们没有必要将罪责推到"啪啪啪"上，要知道"啪啪啪"并不"招黑"。那些觉得私处"黑"不够"体面"和"光鲜"的人，还有那些想着美白私处的人，除非有能力改变自己的基因，或者抑制自己的成长、发育，否则就没有必要总是将其当成一个问题。

对那些私处本身就很黑的女性而言，不要有羞耻感，也不要把自己当成异类看待，更不要因此而产生心理负担。只要它是健康的，并且具备了正常的排尿、性交、生育等基本功能，那么就没有必要自卑。女性朋友应该正确对待自己的身体，关爱自己的身体，并且以自己独一无二的身体为荣。

对于那些动不动就将外阴形态、颜色和道德、贞洁、欲望联系在一起的男人，我们完全没有必要理会，更要懂得远离他们。此外，许多私人医院或者美容院会推出私处美白的治疗项目，大肆推荐一些私处美白皂、美白洗液、美白霜、美白精油。它们除了名字中带了"美白"二字，实际上效果很弱，甚至根本没有任何效果，弄不好还会刺激私处，引发不适和炎症。女性朋友一定要擦亮眼睛，避免"入坑"。

❺ 用小玩具助兴，会受伤吗？

随着性观念的日益开放，人们的性生活也越来越丰富，性生活中开始出现各种用于增加情趣的辅助用品。从一些小玩具，到硅胶娃娃，再到机器人，产品越来越丰富。在国外，情趣用品的使用率比较高，很多人都能够接受情趣用品。但在中国，多数人对它们还是保持距离，并没有真正去了解和接纳它们的存在。

在工作中，经常有人向我咨询情趣用品的问题：

"牛医生，我男朋友是不是有心理问题？情人节的时候，很多人送花、送手机、送衣服，他倒好，给我买了几个情趣用品。我都不好意思拿出来，只能藏在床底下，生怕被闺密和家人看到。"

"我丈夫工作很累，经常感觉力不从心，最近每次交公粮的时候，他都会事先拿出小玩具进行前戏铺垫。可我总是觉得很别扭，担心那些小玩意儿会把我弄伤。"

"牛医生，我是一个30多岁的大龄剩女，和前任男友分手后，单身了五六年，但是考虑到生理需求，就准备购买一些情趣用品，可我有些害怕自己会受伤。"

"牛医生，我和丈夫的性生活非常和谐，可我还是希望尝试一下情趣用品，但是又担心丈夫不理解。我该怎样做呢？"

……

在诸多问题中，多数人都会觉得使用情趣用品很别扭，而且会产生异物感，认为让一个没有思想和灵魂的东西接触自己的身体，会感到紧张和恐惧，甚至担心它们会弄伤自己的身体。

其实，许多人对于情趣用品存在误解，认为它脏、不够实用，毕竟没有真刀真枪地做起来舒适。很多人都觉得没必要购买情趣用品，认为它根本不属于性生活中的一部分。而且很多女性在使用时会感到不好意思，觉得这是性欲旺盛甚至是色情的表现。在她们看来，情趣用品就是一个自慰的道具，由此担心另一半会对自己产生误解，从而伤害到另一半的自尊心和彼此之间的感情。

但事实上，情趣用品比想象中更加安全，而且利大于弊。

　　人们对性用具的担忧和排斥，有很大一部分原因在于不了解它们的优势。虽然情趣用品并非不可或缺，但使用它们可以带来很多好处，对个人身心放松和压力的释放都有帮助。

　　比如它们可以作为延长前戏的重要手段，能够增加快感；可以增加情趣，提升性生活的质量，促进夫妻间的感情；正确使用性玩具，可以增强刺激，提升女性的性快感，分担男士的部分压力，从而增强男人的自信心；可以适当作为替代品，满足自己的欲望。此外，它们还可以产生一些保养的功效，比如一些绝经期的女性，适度使用成人玩具，可以刺激雌激

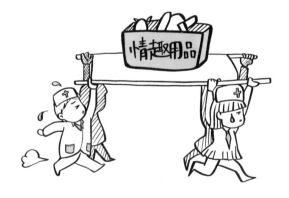

情趣用品

素和荷尔蒙的分泌，保持阴道的弹性；一些性冷淡的女性，适当使用成人玩具，可以提升性唤起的能力，这对改善性冷淡有很大的帮助。

在安全问题上，多数人都可以放心，随着制作工艺的成熟，以及整个市场的日益规范，情趣用品的安全性还是经得起考验的，目前并没有证据表明使用情趣用品会对身体造成损害。当然，情趣用品虽然很好用，但并不意味着可以滥用，使用不当的话，还是会对身体造成危害。像一些比较大且质量不合格的劣质情趣用品，往往会对身体健康产生威胁，比如很多情趣用品型号明显偏大，会对阴道直接造成伤害，甚至导致阴道流血；一些情趣用品用料不规范，存在渗油、表皮剥落、含有有毒物质等情况，就可能会对生殖系统造成严重的伤害，轻则引发炎症，重则破坏生殖系统。还有一种情况，很多人频繁借助情趣用品来助兴，甚至达到高潮，久而久之就会导致身体的敏感度不断降低，性唤起的阈值提升，最终出现性功能障碍。

总的来说，女性朋友有权利去追求更丰富的性体验，而情趣用品可以满足这种需求，只不过要坚持合理、规范、适度的原则。

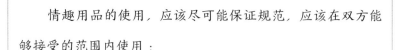

情趣用品的安全使用手册

情趣用品的使用，应该尽可能保证规范，应该在双方能够接受的范围内使用：

◆ 夫妻双方要进行协商，不能只由着一方的性子使用小道具；

◆ 动作要轻柔，不能太粗鲁，而且双方要相互配合；

◆ 未成年女性最好不要使用情趣用品；

◆ 使用前后注意对情趣用品进行清洁和消毒，平时存放在干燥、干净的容器中；

◆ 选择合格的、质量好的产品，不要购买三无产品；

◆ 选择质地偏柔软且没有尖角的产品；

◆ 不要因为刻意追求刺激，而选择那些稀奇古怪的情趣用品；

◆ 要懂得分清主次，毕竟情趣用品始终只是一个辅助产品，不能成为替代夫妻关系和性生活中的另一半；

◆ 注意使用的频率，不能频繁且长时间地使用情趣用品。

对于女性来说，只要产品合格，动作规范，那么老司机也能借助这些小玩具焕发第二春。

女医生安管健康指南

❻ 不要随随便便往阴道里塞异物

在性生活中，为了增加情趣，或者为了满足另一半特殊的性癖好，很多女性会向阴道里塞异物助兴。比如有不少女性会往下体内塞入鸡蛋、香蕉、黄瓜、木棍，还有人尝试着塞入黄鳝之类的活物，实在让人无法理解。这些助兴方法往往可以带来视觉和触觉上的刺激，但同时可能也会伴随着一些不可预知的风险。

有一次，我值夜班，有几个人送一个女孩来急诊。看着女孩满头大汗、痛苦不堪，下体还有血渍，我意识到事情有些严重，于是就询问他们到底是怎么回事。其中一个看起来还不满 20 岁的小伙子支支吾吾地说："她下边有东西。"

"什么东西？是长了什么东西，还是放进去了什么东西？"

小伙子悄悄地说："一个塑胶弹力球。"

我听了吓一跳，立即将女孩推到手术室。经过半小时的努力，我终于从女孩体内取出了这个"入侵者"。所幸的是，女孩的阴道除了一些擦伤，并没有受到其他什么伤害。

作为一个医生，永远想象不到一些女性患者体内会出现什么东西，也永远猜不透这些年轻人会玩出什么花样。但无论如何，性生活应该是美好的，而且应该是健康的、安全的。如果为了寻求刺激而刻意做一些危险的事情，就可能会得不偿失了。

当然，也有很多女性在幼年或童年时期不慎将异物放入身体，直到成年之后才发现的例子。比如我曾接诊过一个特殊的女患者，我们在她的下体中取出了一根放置了 20 多年的针，取出来的时候已经生锈了。难以想象，一旦这根针在身体内游走，将会刺破附近的器官。还有某些有异物癖的人，也可能会将异物塞入体内，而这无疑会对身体健康造成威胁。

牛医生健康小课堂

对于那些经常将异物塞入阴道的人，需要重点关注这些异物对阴道和其他生殖器官的影响，所有的行为都必须保证自己的健康不会受到威胁。

一般来说，在塞入异物的时候，必须严格遵循安全原则：

◆ 不要放入尖锐的物体，以免划伤阴道；

◆ 不要放入金属物质，尤其是会生锈的金属物质；

◆ 不要将活物放进去，以免对阴道壁产生伤害，甚至染上病菌和寄生虫；

◆ 不要将具有腐蚀性的东西放进阴道；

◆ 不要向阴道塞入一些容易折断的东西，以免断裂的那一部分难以取出来；

◆ 不要将尺寸太大的东西塞进去，以免撕裂阴道。

当然，如果就健康而言，女性最好还是不要随随便便将一些异物塞入下体。即便是在性生活当中，也要注意分寸和尺度。

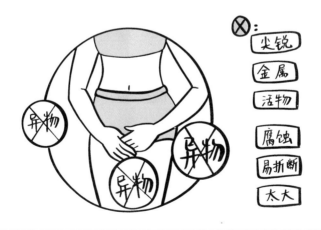

⑦ 对老公没兴趣，是不是不爱了？

性是婚姻生活的重要调剂品，但是当调剂品变质之后，婚姻生活就会变得越来越没有味道。正因如此，人们常常会重点关注它的状态，并将其作为婚姻生活的一个警报器。只要出现一点问题，就担心婚姻生活出现了危机。

最近两三年，我接诊过很多 45 岁左右的女性患者，她们经常会向我询问一个问题："牛医生，我和丈夫大概已经有一年没有性生活了，我对他就是提不起兴趣，不知道是不是我们之间的感情出现了问题？"

有一位女士一直都被夫妻生活困扰，她和丈夫已经有半年没有亲密接触了。丈夫每次开口，她都觉得很为难，以至于丈夫和她长期陷入无性的生活状态。我猜测此前他们之间是不是存在性生活不和谐的情况，或者是否一直存在情感危机。她给予了否认，认为夫妻感情一直还好，也没有什么纷争，只说家里有两个孩子，自己天天围着孩子转，没有太多时间想自己的事情。

我问她："平时是如何解决个人生理问题的？"她有些尴尬地说："我中间有过几次自慰，而且背着丈夫偷偷看'小视频'，还买了跳蛋（情趣用品）。"

这位女士觉得自己对不起丈夫，同时又产生了自我怀疑，是不是自己已经不爱丈夫了。她害怕自己有一天会亲手摧毁这段感情，毕竟丈夫一直在包容她。

很显然，这位女士宁愿自慰，也不愿意和丈夫同房，两个人之间肯定存在问题。考虑到双方都身体健康，而且丈夫对她很好，那么最大的可能就是新鲜感的丧失，或者说，丈夫在性生活中的形象，已经无法满足她的需求了。毕竟都是老夫老妻了，双方之间的神秘感已经消失殆尽。

类似的情况并不少见，有个闺密也曾来我这里看病。她说自己和丈夫很久没有夫妻生活了，但自己对性有兴趣，偶尔也会产生啪啪啪的冲动，可就是对老公没有多大兴趣，每次一看见丈夫的大肚腩，就失去了欲望。但在现实生活中，两个人的感情还是不错的。她对此也感到苦恼，一旦无法在性生活中满足丈夫的需求，难保以后不会出现感情危机。

由于对丈夫无法产生强烈的"性趣"，很多女性会陷入担忧，甚至产生自我怀疑。

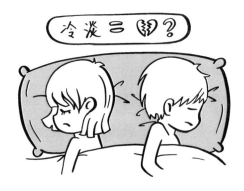

牛医生健康小课堂

许多女性经常会将性和感情完全等同起来，认为性生活不和谐，或者对丈夫突然失去了兴趣，就意味着感情出现了危机。其实女性对丈夫失去兴趣，往往和多方面的因素有关系。

从丈夫的角度分析：

◆ 丈夫可能忙于工作，忽略了妻子在性方面的需求和感受。

◆ 丈夫在性生活方面缺乏创新和浪漫，动作千篇一律，没有任何情趣可言。

◆ 丈夫在性生活中比较自私，每次释放后就立即收工，完全没有顾及妻子是否得到了满足。

◆ 丈夫喜欢占据主动权和控制权，妻子只能被动配合，久而久之就失去了兴趣。

◆ 丈夫的身体不太健康，在性生活方面总是表现不及格，时间一长，妻子就会对两人之间的互动项目失去期待。

◆ 丈夫可能有了外遇，并引起了妻子的怀疑，妻子对此产生了反感心理。

除了丈夫，妻子往往也会存在诸多原因：

◆ 当妻子有了外遇，或者在精神上出轨，有了更加完美的性幻想对象时，丈夫的形象就会变得越来越糟糕。

◆ 妻子的身体出现了疾病或者有了性冷淡，对房事不感兴趣。

◆ 妻子忙于家庭琐事和工作，巨大的压力让她无暇顾及性生活，性成了可有可无的东西。

总的来说，对丈夫丧失兴趣往往和四个因素相关：配合不密切，性生活不和谐；身体疾病和心理疾病；工作和生活导致精力不足，没时间顾及性生活；夫妻之间出现审美疲劳，身体或者情感开始出轨，导致双方失去信任和兴趣。

　　如果真的是因为双方感情出现了裂痕，甚至出现了出轨的情况，那就意味着这段感情已经失去了原有的魔力，双方应该考虑如何挽回这段感情，或者直接分手。如果仅仅是因为身体疾病、心理障碍，或者生活和工作占据了大量时间，那么就要找到具体的原因，然后针对性地做出调整，寻求解决问题的方案。

　　比如，性生活不和谐的夫妻双方应该进行沟通，坦白自己遇到的问题，将自己的真实感受告诉另一半。一直藏着掖着，只会让性生活越来越乏味。

　　如果身体有疾病，就要立即去医院就医。讳疾忌医或者自暴自弃，只会让自己被性生活抛弃。

　　如果是因为工作压力大，身心疲惫，那么平时就要适当调节时间，合理分配工作时间和休闲时间，为两人的甜蜜互动留出足够的时间。事实上，压力大并不是借口，因为夫妻双方完全可以借助性生活来缓解压力。

　　需要注意的是，一些结婚不久的新人，也可能会存在这样的情况。很多新婚妻子对于房事提不起什么兴趣，排除了身体上的问题，大多是因为性生活造成的心理阴影。很多时候丈夫有了需求，也只是草草地敷衍过去，女性根本没有性唤起，也不会感到兴奋，不少女性的阴道甚至因为刺激不够而无法分泌更多的分泌物来润滑，导致阴道受到摩擦时产生不适感，久而久之，女性可能会排斥同房，对男人的一些粗鲁动作感到厌恶，甚至认为丈夫在性生活上索求无度。面对这样的情况，女性朋友更应该主动说出自己的想法和体验，寻求丈夫的理解，然后双方在相互包容、相互配合中实现爱的碰撞。

⑧ 同房后出血，千万要当心！

说起同房后出血，很多人首先想到的就是初夜。但实际上，这一类出血的原因，往往比想象中更加复杂。因为性交时引起阴道出血的原因有很多，如果不仔细检查，就可能做出错误的判断，并遗漏真正的病因，导致健康受到严重威胁。

有一个小伙子大半夜将女友送到医院来就诊，那天我刚好值夜班。当患者被送进来的时候，下体少量出血，伴随着强烈的腹痛和明显的呕吐，没多久就出现了出血性休克的症状，而且血压明显偏低，心率加快到将近每分钟100次。我一边采取急救，一边询问她的男友她发病的相关问题。小伙子有些尴尬地说，两个人当天第一次做"运动"，突然女友喊疼，他这才发现女友下边开始出血。

一开始，他觉得对方可能是初夜，要么可能就是自己动作幅度太大，不小心划破了阴道内壁，而且看着出血量并不大，所以并没有在意。可是随着女友越来越痛，他渐渐察觉到不对劲，于是立即将女友送到医院。

说完了这些，他有些自责地自言自语道："我不知道性交会这么痛的。"

我看了一眼，阴道内有大量的积血，清除后发现阴道后壁有一个裂口，有活动性的出血点。我马上用纱布进行了填塞，继续观察出血情况。如果压迫止血失败，还需要缝合止血。

其实，在日常的性生活中，常常会出现很多意外的状况，出血便是其中之一。无论是第一次啪啪啪的新手，还是老司机，都有可能遭遇这样的突发问题。无论如何，当女性在性生活过程中或者性生活之后出现流血症状时，必须引起足够的重视，不要擅作主张。

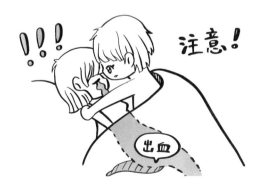

众所周知，女孩子第一次性行为，往往会引起出血，但是出血量一般很小，这种出血是因为处女膜破裂。但即便是初夜出血，女性也不能掉以轻心，不能随随便便就以处女膜破裂为由敷衍过去。因为任何一种出血都不能排除是阴道内部受到了伤害，或者有可能表明生殖系统的其他器官出现了病变，这些潜在的危险因素绝对不能忽略。

比如在上述案例中，小女孩之所以出现同房出血的情况，就是因为性生活动作不当引起的。又比如月经刚过，如果此时进行同房，会引起月经回潮现象，导致阴道出血。出血量虽然一般不会很大，但是有生殖道感染的风险。一些不恰当的性行为可能会导致阴道内壁或者穹隆破裂，出现较大的出血，必须及时处理，否则会出现很大的危险。同房之后出血，有可能是宫颈病变的征兆，比如柱状黏膜外翻、宫颈炎、宫颈腺体囊肿，甚至是宫颈癌。还有一些子宫内膜癌患者在发生性行为的时候，很容易引起出血现象。

还有一种比较少见的情况，那就是月经期的性行为。有的女性可能在月经还没有完全干净之前就发生性行为，或者为了迁就男方，冒险发生经期性行为。这样的行为往往具有很大的风险，增加了生殖系统感染的概率。

一般来说，女性要注意是不是初夜，然后要观察出血的情况，重点查看一下出血量。如果出血量比较大，那么多半存在病变或者内部破裂的可能。因此，当同房时发现出血量比较大，一定要及时去医院检查身体，找出病因，然后进行对症治疗，绝对不能掉以轻心。

⑨ 爱爱时，阴道为什么会有放屁声？

许多有性生活的女性会发现一个尴尬的情况，就是当自己全身心地投入啪啪啪当中时，突然下体发出"噗噗噗"的声音，听起来就像是放屁，让人觉得尴尬和扫兴。很多女性常常会为此感到苦恼，担心自己的另一半对此有意见。

有一次，我在商场里购物，结果被一个年轻女粉丝认了出来。她当时小声地问方不方便占用我一点时间，得到我的首肯后，她将我拉到角落，然后有些不好意思地说："牛医生，我能问你一个问题吗？"我很快猜到，肯定是和妇科有关的一些问题，不得不说，这个女粉丝真的很会挑地方。但既然粉丝这么相信我，我只能笑着点头说："你问吧，只要我知道的就行。"

"我和丈夫做那个的时候，下边就像漏气一样，总是产生'噗噗噗'的声响。"

"什么时候的事情了，有多久了？"

"差不多有半年了，以前没有出现过类似的情况。"

依靠当前的信息，我无法给出判断，于是建议她抽空去医院检查一下。

阴道出现"噗噗噗"的放屁声，很多女性可能都会遇到，但是很少有人愿意去医院检查。一方面因为尴尬，觉得这个问题过于隐私，不好意思说出口，而且很多人觉得，这和性生活过多有关，是纵欲的表现，甚至不少女性觉得这就像生理缺陷；另一方面，很多人觉得这并不是什么大问题，也不是器质性病变，没有必要去医院治疗。但事实上，如果处理不及时，可能会导致病情的延误。

牛医生健康小课堂

性生活中阴道出现"噗噗噗"的放屁声，在中医上叫阴吹。它的出现，和很多因素都有关系。

事实上，阴道是长管状结构，前后壁可能不完全贴合，而且阴唇本身不可能做到时刻紧闭。当男女"做运动"的时

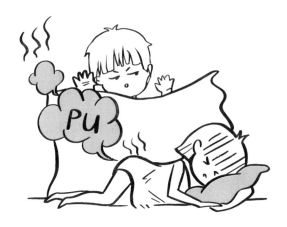

候，阴道周围的小血管处于高度充血的状态，如果与男性的"丁丁"贴合不够紧密，就容易被带入很多气体，在进出运动的时候，气体就会因为受到挤压而排出阴道，从而发出类似放屁的声音。尤其是一些盆底肌肉不够饱满有力、阴道前后壁贴合不紧密的女性，很容易遭受阴吹的困扰。

一般来说，中老年妇女更容易出现阴吹的现象，而且通常是生育孩子所致。在自然分娩的过程中，阴部的弹性纤维出现断裂和萎缩，直接导致阴部肌肉出现松弛，在性生活的时候，往往会出现气体进入和排出的情况。

其实很多年轻的"小仙女"，同样会遇到这种尴尬的情况。比如遭遇过人工流产的女性，也会存在阴部弹性纤维断裂和萎缩的情况，她们也很容易在摩擦运动中遭遇这种尴尬。控制好性生活的次数，松弛情况较明显的话，还需要坚持盆底功能训练，改善松弛的状况。

此外，炎症和疾病也是引发阴吹的重要因素。如果女性患有阴道炎、直肠阴道瘘等疾病，也容易出现阴吹现象。阴道炎的患者，其阴道内部的微生物往往会由于繁殖产生大量的气体，这些气体会在性生活的过程中被大量挤出来，从而成为"噪声"制造者。至于直肠阴道瘘的患者，由于身体内部存在瘘口，会导致大量气体进入阴道，引发阴吹。

可以说，阴吹并不像很多人所说的那样，是纵欲引起的。它有可能是疾病诱发的，必要的时候应该进行体检来查找原因。

阴吹的治疗方法

在治疗阴吹的时候，最重要的是对症治疗，因此一些基本的体检工作必不可少。

比如阴吹患者一般需要做阴道和肛门相关检查，看看是否具有阴道炎和直肠阴道瘘等疾病，然后对症治疗。患有阴道炎的女性，需要进行仔细检查，看看是滴虫性阴道炎还是霉菌性阴道炎等，然后进行针对性的治疗。对于直肠阴道瘘的患者，瘘口大的话，就要做手术进行修补。

如果检查发现没有疾病，那么就要重点关注阴道松弛的情况。患者可以经常做缩肛肌的运动，提升肌肉的力量。一些阴道松弛的女士可能会选择缩阴手术，对阴道内部的黏膜进行双层缝合，确保阴道的紧致。提醒所有爱美的女性朋友，一定要谨慎选择动手术，不到必要的时候，不要冒险做手术。

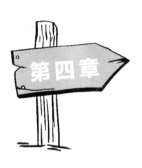

做好性生活防护措施，
做一个守规矩的老司机

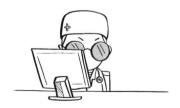

1 飙车不规范，事后两行泪！

性是生活中非常美好的调剂品，可以增添生活的乐趣，也能够带来身心的放松。不过，这并不意味着性生活可以随意发生，否则，即便是那些自诩为老司机的人，也可能"翻车"。

有个大学生曾经来我这里就诊，还没进门，就泪流不止。我还以为她是哪里出现了剧烈疼痛的症状，连忙让她坐下，可是女孩子突然跪在地上，求我救救她。

我一边安抚她的情绪，一边询问病情。女孩子这个时候，有些绝望地说道："我可能得了艾滋病了。"我听了有些惊愕，不知道接下来该说些什么，只好让她说明情况。

"前几天平安夜的时候，我们有过一次约会，然后没有做任何安全措施就那个了。之后几天，我的下体开始出现很多疱疹，然后这两天开始出现发热和疲劳的症状。我查过了，这是艾滋病的症状。"

说完之后，女孩子一直都在哭诉自己遇人不淑，觉得男朋友太坏了。

不过听完女孩的描述，我倒产生了一些疑问。首先，女孩的性行为发生在前几天，即便感染了艾滋病毒，症状发作也不会那么快；其次，单纯地依靠身上的疱疹和发热现象，不能断定就是艾滋病，也可能是其他疾病引起的。但有一点可以确定，这个女孩可能染上了性病。

接下来，我就为女孩进行了详细的体检，并且进行了相关的检查。结果证实了我的猜测，女孩子并没有感染艾滋病，只不过极有可能被男朋友感染了生殖器疱疹。

关于性病传染的问题，无论是国家，还是医疗机构、教育机构，一直都在强调安全性行为的重要性，一直都在加强性教育。但还是有不少人会犯错，最终不得不吃下自己酿出来的苦果。

牛医生健康小课堂

在性生活的时候，快感很重要，但安全和健康更加重要，可以说这是性生活的一个基本前提。不安全的性生活，往往会对以后的健康造成很大的威胁。从健康的角度来说，性生活一定要做到科学规范，重点保证个人卫生。

为什么性生活要规范和卫生呢？因为不洁性生活往往会传播性病，像常见的尖锐湿疣、淋病、支原体和衣原体感染、生殖器疱疹、梅毒就是非常恐怖的性病，更别说令人闻风丧胆的艾滋病了。

许多人对于清洁卫生的性生活存在误解，认为办事前，双方都洗过澡，也特别清洗过生殖器官，那么办事的时候就可以肆无忌惮，但医学上的清洁卫生可不是这么敷衍。因为生殖器官上可能存在很多病菌，而这些病菌是肉眼看不到的，也是清水无法冲洗干净的，像艾滋病的病毒可以通过精液、阴道分泌物、宫颈分泌物、乳汁和血液进行传播，这可就不是"洗洗更健康"的问题了。

对于多数女性而言，想要健康卫生的性生活，真正要做的主要有两点：

第一，选对人。

在发生性生活之前，一定要和自己熟悉且了解的健康男性交往，这样才能对对方的健康问题了如指掌，也才能放心地发生性生活，体验性快感。对于一些来路不明的陌生人，最好还是不要和对方接触，以免"踩雷"。此外，女性朋友要懂得自爱和自律，在性生活上一定要建立正确的价值观，比如不要随意和人发生关系，不要滥交，更不要同时和多人发生性关系。从概率的角度来分析，一个人与越多的人发生性关系，就越容易感染性病。

第二，戴套施工。

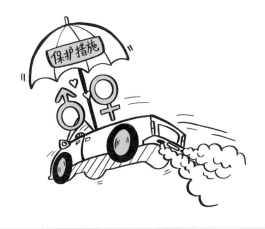

无论是为了追求所谓的真实触感，还是真心真意为爱付出，女性都不要轻易把套套抛弃。作为杜绝病毒的重要保护工具，避孕套往往可以有效地阻断病毒的入侵和感染，可以说，通过生殖器官触碰传染的病毒，大部分会被套套挡在身体之外。当然，为了安全着想，一定要通过正规渠道购买避孕套，而且避孕套是一次性用品，不能重复使用，否则就容易成为污染源。另外，避孕套出现了破损也要及时更换，毕竟破掉的套套，已经失去了安全防护的功能。

　　总的来说，必须时刻强调：戴套、戴套、戴套！除非是为了怀孕。

　　需要注意的是，当女性因为不规范的"飙车"行为染上性病时，需要在第一时间前往医院检查和治疗，千万不要讳疾忌医。只有早发现、早治疗，才能够更好地控制病情，还自己一个健康的身体。

❷ HPV感染和宫颈癌的那些事！

宫颈癌是世界上第二大常见的妇科肿瘤，也是世界上导致女性死亡人数最高的癌症之一，全球每年有几十万女性患上宫颈癌。在 2020 年，中国的宫颈癌患者就达到了 11 万之多。

在谈到宫颈癌的时候，人们往往会联系到另外一个词：HPV，即人乳头瘤病毒。可以说，在很多女性的认知中，HPV 常常被当成宫颈癌的代名词。在她们看来，只要查出了 HPV，那么就意味着会患上宫颈癌。

2020 年 7 月的时候，有一对闺密来医院做体检，结果两个人的体内同时检测出了 HPV 高危型阳性，于是我把两个人叫到了办公室。在告知两个人的体检结果之后，我直接让李女士回家静养，注意调理身体，并且建议她过段时间来复查，做一个阴道镜，加一个活检。没等我说完，王女士说道："那我呢，什么时候也要复查吗？"我示意李女士先出去回避一下，然后对王女士说道："你的问题不算严重，过半年再来复查就可以了。"

王女士一脸错愕地问："为什么刚才那位女士需要检查，你不是在骗我吧？"

"她的是 HPV16，而你的是 HPV39。"

"我看了，这有什么区别吗？我听说 HPV 会引发癌症。"

"区别就在于她的是高危型 HPV 中致病力最强的一种，你感染的 HPV 类型致病力相对较弱。"

一听到"高危型"三个字，王女士有点紧张了，支支吾吾地问我是什么意思。

"高危型 HPV 感染很容易导致宫颈癌，而低危型 HPV 感染则与宫颈癌的发生关系不大。"

这句话显然吓到她了，她有些担心地问："那我闺密是不是患上了宫颈癌？"

"目前来说，没有这样的症状，也不必为此感到恐慌，但必须预防和定期检查身体。"

王女士离开之后，又给我打了一通电话,向我明确了一件事:

"你确定我不用检查吗？不会漏诊宫颈癌吧？"

在得到确切的答复之后，她还是有些不放心，说过段日子再来检查一遍。

人们对于 HPV 的恐惧由来已久，可以说，在医学发现 HPV 和宫颈癌之间存在某些联系时，这种恐慌的情绪就随着各种谣言弥漫开来，并影响了人们的认知和判断。那么，HPV 和宫颈癌之间的关系究竟是怎样的呢？

牛医生健康小课堂

对于 HPV 和宫颈癌之间的关系，人们有必要保持正确的认识，不要盲目地把 HPV 和宫颈癌等同起来。

首先，百分之九十以上宫颈癌的发生跟持续性高危型 HPV 感染有关，但是性伴侣较多、初产年纪偏小、多次怀孕和生产的女性往往也很容易被宫颈癌盯上。存在沙眼衣原体感染、单纯疱疹病毒 II 型感染、滴虫感染、较长吸烟史的女性，都是高危人群。

其次，并非所有 HPV 感染都会诱发宫颈癌，人们没有必要谈 HPV 色变，更不要将所有的 HPV 感染都贴上"宫颈癌元凶"的标签。HPV 是人乳头瘤病毒的简称，该病毒感染会引发子宫颈上皮内病变以及宫颈癌。一般来说，HPV 分为高危型和低危型。

高危型主要是 HPV16 和 HPV18，这些类型的 HPV 携带者往往是宫颈癌的高危人群。此外，像 HPV31、HPV33、HPV35、HPV45、HPV51、IIPV52、HPV56、HPV58 等几个类型也与宫颈癌存在密切的关联性。高危型 HPV 还是基底细胞癌和鳞状细胞癌的元凶。这类 HPV 病毒往往通过物品接触、性接触进行传播。病毒入侵人体之后，会暂时停留在感染部位的皮肤和黏膜中，并不会很快产生病毒血症。一般在感染病灶出现 1~2 个月内，血液中会产生抗体，并呈现阳性。

低危型一般是 HPV6、HPV11 等，这些病毒一般和轻度鳞状上皮内病变和泌尿生殖系统疣有直接的联系，基本上不会直接诱发宫颈癌。所以当患者检测出身体内部存在低危型 HPV 时，不用担心自己会成为宫颈癌的猎杀目标。

最后，高危型 HPV 感染导致宫颈癌，还需要持续性感染这个阶段。大部分人即使感染了 HPV，也像是一场"感冒"，可以自愈。只有少部分，经过 5~10 年的持续性感染，才可能发展成宫颈癌。

所以，对于感染 HPV 的人来说，没有必要总是习惯性地将其视为宫颈癌的征兆。不过，患者还是应该进行定期的检查，必要的时候做阴道镜确诊宫颈是否已经发生了病变。

女性朋友要积极预防

宫颈癌的确很危险，但诱发宫颈癌的高危型 HPV 症状往往不明显。正因如此，它曾在不经意间成了世界上第一大传染疾病。经常有性生活的人群中，大约 50% 的人都感染了 HPV。50 岁以上的性生活频繁者当中，更是高达 80% 的人感染了 HPV。一般来说，大部分女性感染的自愈时间为 1~2 年，但在 35 岁的女性群体中仍有 10%~15% 的人会持续感染 HPV。

实际上，大部分感染了 HPV 的女性都存在轻度宫颈损伤的情况，但多数情况下会自动恢复。只有少数患者会从轻度宫颈病变发展为重度病变，如果继续进展，就可能发展为癌变。

考虑到 HPV 的危害性和隐藏性，最好的预防措施就是定期进行体检，尤其是积极进行 HPV 检测。HPV 检测是宫颈癌及其癌前病变的常规筛查手段，一般来说，只要经历过性生活，那么女性从 21 岁开始就可以进行筛查。通常情况下，细胞学和高危型 HPV 两项无异常，那么宫颈癌的发病风险就比较低，患者可以间隔 3~5 年的时间进行再次筛查。细胞学正常而高危型 HPV 呈现阳性的话，发病风险会增高，患者通常需要在一年后复查。

预防 HPV，除了定期检测，还有一种方式更为直接，那就是注射疫苗。目前市面上推出了好几款疫苗，而不同的疫苗具有不同的功效和覆盖面。

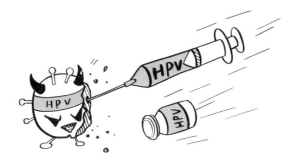

HPV 疫苗二价：主要针对 HPV16 和 HPV18，可以免疫70% 以上的宫颈癌，通常适合 9~45 岁的女性注射。注射第

一剂之后，间隔 1 个月注射第二剂，之后间隔 6 个月再注射第三剂。

HPV 疫苗四价：针对 HPV6、HPV11、HPV16 和 HPV18，这款疫苗可以免疫 70% 以上的宫颈癌和 90% 以上的生殖器疣，适合 20~45 岁的女性。注射第一剂之后，过两个月注射第二剂，接着间隔 6 个月注射第三剂。

HPV 疫苗九价：针对 HPV6、HPV11、HPV16、HPV18、HPV31、HPV33、HPV45、HPV52、HPV58。九价疫苗可以免疫 90% 以上的宫颈癌和 90% 以上的生殖器疣，适合 16~26 岁的女性。注射第一剂之后，过两个月注射第二剂，接着间隔 6 个月注射第三剂。

根据 2021 年《人乳头瘤病毒疫苗临床应用中国专家共识》所提供的信息，HPV 疫苗在临床试验中具有 87.3%~100% 的保护力，而且保护力维持的时间至少在 10 年以上。此外，疫苗的安全性有保证，接种的人除了会出现一些轻微的红肿、头痛、疲倦、恶心、关节酸痛等常见的疫苗接种症状，没有其他不适。因此，对于女性来说，在规定年龄内，尽快接种疫苗是确保自身健康的重要保障。

③ 染上艾滋病病毒，真的无药可救了吗？

很多人对艾滋病和艾滋病病毒的关系存在误解，认为体内查出了艾滋病病毒的人，一定就患上了艾滋病。他们会恐慌地认为携带艾滋病病毒的人就是艾滋病患者，感染艾滋病病毒就一定无药可治。

有一次，医院接收了一个住院患者。在例行体检的时候，发现患者是艾滋病病毒携带者，于是立即组织专家进行会诊，研究治疗方案。原来这人是一个生意人，常年奔波在外，生活一直都健康有规律，但有一次高危的性行为，或许就是那时候感染上了病毒。

得知他携带艾滋病病毒之后，家人拒绝来医院探视，他自己也心如死灰，反复强调自己已经完了，并一直询问护士，自己还有多久时间可以活。医院只好派人先安抚他的情绪，医生们也一直强调"携带艾滋病病毒，并不意味着就患上了艾滋病"，"感染病毒是可以通过药物进行控制的"。可惜的是，自觉羞耻和绝望的他，还是在出院后服毒自杀，完全放弃了自救。

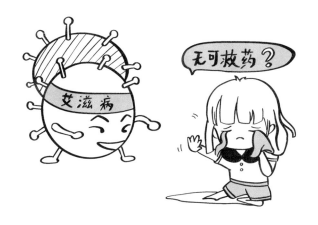

　　一般来说，感染病毒一般会有一个过程，其中包括早期、潜伏期和发病期。患者在早期会出现诸如咽痛、恶心、呕吐、盗汗、皮疹、关节疼痛等急性症状，需要引起足够的重视，及时去医院检查和治疗。到了潜伏期，感染者的身上可能不会出现任何症状，也可能仅仅是出现淋巴结肿大的情况，这意味着它往往很难被发现。需要注意的是，艾滋病的潜伏期可能长达 8 ～ 9 年，甚至更久。

当艾滋病病发时，患者会有持续 1 个月以上的不规则发热，且在 38 摄氏度以上；持续 1 个月以上的每天腹泻次数大于 3 次；6 个月以内出现不明原因的体重下降，且下降幅度在 10% 以上；反复发作的口腔真菌感染、败血症、细菌性肺炎、单纯疱疹病毒感染或者带状疱疹病毒感染；莫名出现弓形虫脑病、淋巴瘤等各种疾病。

从理论上来说，只要艾滋病没有出现并发症，那么都是可以进行控制和治疗的。一旦病发，那么情况就会变得严重，以现有的医疗手段抑制病毒对细胞的攻击会比较困难。

牛医生健康小课堂

艾滋病病毒最初来源于黑猩猩，这种病原微生物属于 RNA（核糖核酸）病毒。该病毒入侵人体之后，会破坏人体的免疫系统，导致身体的一系列免疫防御功能和免疫监测功能出现障碍，最终可能导致各种感染和肿瘤，这就是艾滋病。

艾滋病病毒感染人体的过程是这样的：当病毒进入人体之后，大部分会被人体固有的免疫系统识别出来，然后吞噬细胞就会消灭它们。只有极少部分幸运儿会在血液中获得

CD4$^+$T 细胞，然后病毒表面的糖蛋白会打开 CD4$^+$T 细胞的防护层，进入细胞内部寄生，利用细胞的原材料生产病毒。当细胞耗尽之后，病毒会诱导它自杀死亡，细胞膜分解，此时大量病毒会被释放出来，进入血液，然后开始新的寄生繁殖。

需要注意的是，艾滋病病毒感染者只要没有发病，就不算是患上了艾滋病。只有当症状比较明显时，这个人才算是艾滋病患者。

举一个简单的例子，有些人因为不洁性生活或者不规范的针筒注射，导致自己感染了艾滋病病毒。可是由于发现及时且进行了针对性的抗病毒治疗，体内的艾滋病病毒在早期或潜伏期得到了有效的控制，不再继续复制，甚至开始减少。这种情况下，艾滋病病毒由于无法进一步复制，所以不会引起各种发病症状而威胁到人体的健康。

事实上，只要将艾滋病病毒的数量控制在一个安全界限内，它们就无法兴风作浪。假设某个人体内只有一个艾滋病病毒，那么这个病毒无论如何都掀不起太大的风浪。因为任何一种病毒想要感染宿主，都需要两个前提条件：第一，有足够多的病毒进入宿主体内；第二，有足够多的病毒入侵宿主的细胞。假设一个病毒接触到了人体，但是没有进入人体细胞，那么它很快就会失去活性，毕竟艾滋病病毒只有依靠宿主细胞才能生存。即便它进入人体细胞，由于数量很少，没有足够的复制能力，也不会对人体产生威胁。从科学的角度来分析，一个艾滋病病毒进入细胞内，最有可能的情况是，它以及它复制出来的病毒很快就被人体的免疫系统给消灭掉。

那些将艾滋病病毒感染者等同于艾滋病患者的说法是错误的，单纯地染上艾滋病病毒并不意味着宣告死亡，只要及时服用抗病毒药物，很多感染者还是可以长期存活的。

艾滋病的预防和治疗

避免艾滋病最重要的就是做好防护工作：

◆ 拒绝不洁性生活，注意局部清洁卫生，并记得戴套作业。

◆ 洁身自好，不滥交，不同时和多人性交。

◆ 不要注射毒品，不要用不洁针管注射，也不要共用针管。

◆ 不要和艾滋病患者有过多的接触，拒绝产生血液、体液的接触。

◆ 定期体检，尽早发现和控制艾滋病病毒，尤其是出现病毒感染症状或者艾滋病感染症状的患者，需要立即去医院检查。检查项目包括 HIV-1/2 抗体检测、HIV 核酸检测、HIV 基因型耐药检测、CD4$^+$T 淋巴细胞检测。

病毒感染者的治疗：

◆ 使用鸡尾酒疗法，采用泰诺福韦、阿巴卡韦、依非韦伦、洛匹那韦、拉替拉韦、利匹韦林、考比司他等多种抗病毒药物联合治疗。

◆ 加强输血治疗和营养支持疗法。

◆ 合并其他疾病的时候，要给出针对性的药物补充治疗。

◆ 食用高热量和富含维生素的食物。

对于艾滋病病毒的感染者而言，还有一点非常重要，那就是保持良好的心态。患者应该积极乐观地看待自己的病情，不要总是悲观地对待治疗。事实上，良好的心态有助于患者更好地接受治疗，并有助于对病情的控制。

❹ 得了性病，还能怀孕吗？

性病是一种最令人难以启齿的隐疾，很多人在染上性病之后，不敢去医院看病，更加不敢告诉自己的爱人，原因就在于，他们担心自己会遭受外界的质疑和批评，担心其他人在私底下会对自己进行道德评判，认为自己生活不检点，认为自己一定是做了什么见不得人的丑事。事实上，性病是最让人害怕，也是最容易被人误解的疾病之一。对性病最常见的误解有两个：第一个，人们通常认为性病一定是在外面乱搞引起的；第二个，很多人认为女性得了性病，就再也不能生育了。

某一天，一个单身母亲带着十几岁的女儿来我这里看病。一进门，母亲就面色凝重地和我说："牛医生，我女儿得了性病。我现在也不知道怎么办了。"母亲随手递过来一张检查单，上面显示女孩有淋病。我一看小姑娘，估计还不超过 18 岁，这么小的年纪就染上了性病，的确让我感到惊讶。

母亲非常消沉，一直强调自己只有这么一个女儿，自己辛辛苦苦养到这么大，谁承想孩子不听话，在学校里早恋，染上了如此不干净的东西，以后还怎么嫁人呢。母亲的话明显伤到了孩子的自尊心，小姑娘抹着泪就想跑出去，被我拦了下来。

为了稳定女孩子的情绪，我对母亲的话给予了反驳。首先，孩子目前已经染上了性病，当务之急是尽快治疗，而不是责备；其次，淋病并不是什么很严重的性病，完全可以治愈。至于孩子结婚的事情，根本用不着担心，病好了，以后自然就可以嫁人。

母亲突然来了一句："牛医生，我知道性病是怎么一回事。将来她连孩子也不能生，还怎么去嫁人呢，谁会要她呢？"

看到母亲如此强势，我反而有些同情这个女孩了，于是继续反驳道："性病只要治好了，一样可以怀孕生孩子。谁说得了性病就不能生孩子的？"

听到我这样说，母亲反而愣了一下，继续向我求证："真的可以怀孕吗？"

我有些无奈地点点头，心里想着，这位母亲不仅强势，还有些无知，以这样的状态教育孩子，也难怪孩子会叛逆。

　　事实上，有很多人可能都和这位母亲一样，在性病和怀孕的问题上会产生一些错误的想法。他们认为性病就意味着生殖系统的彻底破坏，就意味着怀孕会受到影响。而且即便他们相信性病可以被治愈，也会对怀孕之后的事情感到担忧，而这直接导致了很多患者在生育问题上畏首畏尾，对自己丧失了信心。

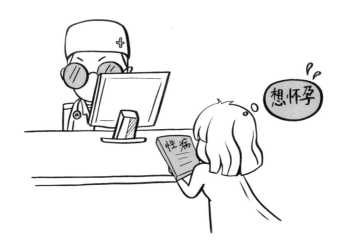

牛医生健康小课堂

性病是个难缠的对手，而且对健康和生育的影响很大，但这并不意味着它会成为怀孕杀手。换句话说，得了性病之后，并不是所有患者都无法怀孕。很多人得性病之后，主要会担心两点：性病会导致自己的生育功能受到影响，甚至引发流产；性病会传染给下一代，影响下一代的健康成长。

事实上，很多性病并不会直接阻断人的生育能力，真正影响人们做出怀孕决定的，主要在于担心性病对下一代的影响。而性病只要治愈了，就不存在会影响下一代的问题。所以，真正的问题在于，人们是否能够有效地治愈性病，或者说，性病是否能够得到有效救治。

通常情况下，患有性病且没有治愈的人是不建议怀孕的。因为性病会引发生殖道感染，从而降低受孕的概率，而且很多性病发作时容易诱发流产、早产；性病还会传给下一代，导致孩子一出生就受到感染，这对孩子的一生都会产生很大的影响。

不过一些怀孕了的准妈妈，在体检时发现身患性病，也不要着急打掉孩子，因为很多性病在孕期也是可以得到控制和治疗的。比如一些孕妇可能会染上梅毒，对于这种情况，临床医生可能会使用青霉素进行治疗，在孕早期和孕晚期用药，确保胎儿的安全。

除此之外，那些曾经患有性病但是被治愈的人，是可以怀孕的，像非淋菌性尿道炎、梅毒，其实都是可以治愈的。患者在治愈之后，观察一段时间，只要病情不复发，那么就可以积极备孕。

当然，像艾滋病之类的疾病，可能会得到有效控制，但是想要治愈基本上很难。考虑到体内留存的艾滋病病毒，建议最好还是不要怀孕。医学实践表明，在没有任何治疗和干预措施的前提下，艾滋病通过母婴传播的概率为 $20\% \sim 30\%$；在患者获得正规的高效抗逆转录病毒治疗之后，婴儿被感染的概率可以降到 $2\% \sim 5\%$，仍旧存在一定的风险，最好不要去冒险。

⑤ 酒后乱性？信你才怪！

有个孕妇来我这里进行体检，但是丈夫却怀疑孩子不是自己的，一直嚷嚷着要做亲子鉴定，场面一度非常尴尬。作为外人，我大概从对话中听到了一个不光彩的故事。据说这个孕妇几个月前参加了高中同学会，结果在醉酒状态下，莫名其妙就和高中暗恋对象"滚床单"了。丈夫得知情况后火冒三丈，尽管妻子一直解释说自己喝醉了，什么也不记得了，但丈夫就是铁了心要离婚。没想到两三个月之后，妻子出现了孕吐反应，丈夫怀疑孩子不是自己的，于是趁着这一次孕检的机会，提出要进行亲子鉴定。

后来在经过羊水穿刺和无创DNA（直接抽取孕妇静脉血液）两项检测之后，证明了孩子是丈夫亲生的。这让两个人感到迷茫起来，默默地坐在椅子上，谁也不说话。家庭的矛盾并没有因为亲子鉴定的结果而结束，反而给整个家庭带来了一个新负担，丈夫也不知道应不应该离婚。

不过在这个案例中，有一点倒是值得讨论，那就是酒后乱性的问题。在电视剧中，经常会出现这样的一幕：男人在喝得酩酊大醉的时候，突然精虫上脑，然而酒醒之后，连忙解释是自己喝醉了酒，什么也不知道，自己是在酒精的催化下做出错事的；一些女的也会如此，借着醉酒的状态，不小心和男人发生了一夜情，然后在生米煮成熟饭之后，一直强调是酒精将自己送到男人床上去的。这种俗套的剧情，在现实中也有，而且很多受害者都信以为真，认为施暴者真的只是因为喝了酒，脑子不清醒才做出了如此令人不齿的行为。按照酒后乱性的说法，犯错的男女本身都是品德过关的好人，只不过是喝酒误事，最终导致他们在不知不觉中做出错事，他们会反复强调自己什么也记不清了。然而，事实真的如此吗？

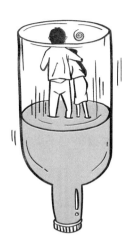

牛医生健康小课堂

很多人在酒后做出男女方面的糊涂事，然后就会将大部分责任推到酒精上，但事实真的如此吗？

英国的研究者发现，喝酒之后，大脑会对视觉进行加工，从而产生美颜效果，很多平时长相一般的人，酒后去看他们会更加漂亮。从这个角度来看，酒后乱性也有一定的道理，但这并不能真正证明醉酒者就是清白的——难道看到一个人很漂亮，就会产生性冲动，并且无法克制这种冲动？很显然，遇到漂亮的人就会有邪念，这表明醉酒者本身的人品有很大问题，无论有没有喝醉，都会犯错。

此外，当人们处于醉酒状态时，酒精会麻痹大脑各个区域的功能，负责计划、调节和控制心理活动的前额叶和控制本能反应的杏仁核也会被麻痹。当前额叶功能变弱时，理性就会变弱，个人压抑的欲望很容易就会被释放出来。杏仁核受到麻痹后，人往往难以感受到恐惧。但酒精在刺激欲望的同时，并不会降低个人的道德底线，也不会改变一个人的道德观念，只要心里没有想那些乱七八糟的事情，就不会产生乱七八糟的行为。

在 2011 年，美国心理学会的《变态心理学》期刊发表了一篇文章，谈到了一项研究成果：喝醉并不是产生不当性行为的原因。事实上，科学研究证实了这一点，因为酒精会抑制专门负责控制性欲和性能力的下丘脑神经中枢的功能，酒精摄入太多，人的确会产生性冲动，但性能力会下降，很多喝醉的人，其实是无法正常勃起的。那些完成了性侵或者一夜情的人，可能根本就没有喝醉，而是趁着喝酒的劲头实施了自己的邪恶计划。另外，研究表明，人在喝醉的时候，其实大脑还是能够保持基本认知的，能够意识到自己在做什么。即便真的喝多了，多数人也能够知道自己在做的事情，也有能力制止自己做些什么，所以真正的酒后乱性，其实是有预谋的自我放纵。

正因如此，渣男渣女们，不要再将自己的酒后出轨行为嫁祸给酒精了。一切的根源还是因为自己早就包藏色心，而且在喝酒的过程中，一直都在按照自己的预谋去执行。酒后行不轨之事，往往是一种有预谋的暴力行为或者强制性行为。

因此，酒后乱性，同样存在犯罪的可能。比如我国《刑法》第18条第4款明确规定：醉酒的人犯罪，应当负刑事责任。对于酒后行不轨之事的人而言，趁着醉酒状态性侵他人，也会受到法律的严惩，仅仅依靠酒后乱性的借口是无法逃脱罪责的。对于那些图谋不轨的人来说，在喝酒之前，就要认真考虑清楚自己将要承担的后果，不要触犯法律。

⑥ 不戴套时，只要不是体内射精，就不会怀孕吗？

　　稍微有点生理常识的人都知道，女性之所以会怀孕，是因为男性在性生活中往女性身体内排入了精子。这些"小蝌蚪"会一直往上游，最终和女性体内的卵子结合，形成受精卵，使女性成功受孕，所以在很多时候，人们会认为只有射精才能保证女性怀孕。反过来说，只要男性没有在女性的阴道内射精，那么女性就不可能怀孕。按照这种逻辑，许多男性为了追求性快感，会冒险不戴套，而是在即将射精之前及时离开，实现体外射精，以此来规避怀孕。但是，这种方法是否真的有效呢？

　　最近几年，我接诊过很多意外怀孕的夫妻，他们一开始都没打算要孩子，却因为某些意外事故而怀孕，比如很多人明明戴了安全套，可是最终却出了问题。这类情况一般和避孕套的

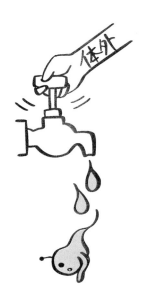

质量不合格以及避孕套的意外破损有关，或者没有全程使用安全套，导致小蝌蚪们乘虚而入，找到了顺利前往子宫的途径。还有一种情况令人意外，那就是很多夫妻和情侣尝试着不戴套性交。他们的想法很简单，只要不射精，那么就绝对安全。这些老司机对自己的释放时机把握得恰到好处，总是可以在高潮到来之前撤离"战场"。

可意外常常难以避免，很多人明明记得将精子排到了阴道之外，甚至一些人都没有射精，就发生了意外怀孕的现象，这简直匪夷所思。不少丈夫甚至怀疑是不是妻子有了外遇,否则,怎么可能在自己不射精的情况下怀上孩子?

对于这些疑问,我只能说他们都低估了精子的能力,也错误理解了精子的生存方式。

牛医生健康小课堂

很多人认为,自己只要在高潮到来之前实现体外射精,那么射出来的精子就可以脱离阴道的生存环境,自然也就不会进入子宫和卵子结合。但实际上,这样做仍旧可能会导致女性意外怀孕。原因就在于,精子可不仅仅只在射精时才会排出来。在性交的过程中,人们还需要考虑另外一个因素:前列腺液。小蝌蚪可能会跟随前列腺液进入阴道。

这并非说前列腺会生产精子,前列腺和精子本身并没有什么关系。精子是在睾丸产生的,然后进入附睾内储存起来,在必要的时候排出体外。只不过,在男人性冲动累积并即将达到性高潮的状态时,有不少调皮的精子会从附睾内溢出来,然后通过输精管进入精囊,精囊又会分泌精囊液,精囊液会进入前列腺。这个时候,精子就一路闯关,成功混入前列腺液的队伍中。而男性在性生活的过程中，很容易分泌前列腺液，此时就连带着精子一同进入了阴道。在这种情况下，即便男人及时在体外射精，也难以保证有精子不会随着前列腺液在阴道内肆意游荡。这就是很多人明明没有在阴道内射精，也一样会导致女性怀孕的原因。

避孕的正确方法

对于很多人来说，为了追求无套摩擦的快感，往往会铤而走险。其实这种方法不够安全，一方面，前列腺液中的精子会趁机进入阴道；另一方面，当一方出现炎症和其他疾病时，在没有避孕套的保护下，另一方很容易受到传染。所以若没有生孩子的需求下，女性一定要及时提醒自己的性伴侣：戴套，戴套，戴套。

避孕套是最安全可靠，也是最常用的避孕方式，正常情况下的避孕成功率可以达到99%以上，这种屏障避孕方式堪称避孕界的"扛把子"。而除了戴避孕套避孕，那些想着无套内射的人可以跟伴侣商量，让女性服用短效避孕药，这样也可以有效阻止精子和卵子的结合。还有人会选择在女性体内安放宫内环来避孕，这也是比较可靠的避孕方式。

　　需要注意的是，很多人会选择在女性"安全期"同房，即所谓的"前七后八"。他们会认为在月经前的第一周和月经结束后的一周是绝对安全的，此时过性生活可以采用不戴套或者体外射精的方式进行，这样也能避免怀孕。但是所谓生理安全期并不是百分之百安全的，因为卵巢不一定总是在排卵期排卵，有时候会提前，有时候会延后。而且精子本身在女性体内可以存活7天左右，这样就导致所谓的安全期也不存在了。所以，总的来说，双方在性生活时一定要做好避孕措施，无论是不是"安全期"。

❼ 这件事的危害，不可不知

口交是一种独特的性生活和性刺激方式，在过去常常被认为是一种不道德的、肮脏的性行为。但随着性观念的开放，越来越多的年轻人接受了这种方式。而且现代医学也是认可这种行为方式的，只要男女之间没有将口交作为最主要甚至替代正常性行为的方式，那么它的存在就是合理的。其实，相较于千篇一律的性器官性交的方式，口交会带来更多的情趣和更独特的刺激，它在某些方面带来的体验甚至超过了正常的性交。毕竟口腔光滑湿润，口腔的神经同样非常敏感，加上舌头的肌肉作用，口交给男女双方都会带来很好的体验。

口交本身不仅可以激发性欲，还能够解决女性生理期时的一些问题，比如月经期间，女性就可以通过口交的方式解决男性性需求。在女性患有炎症和其他妇科疾病的时候，口交同样也可以暂时作为正常性交的替代品。更重要的是，口交双方根本不用担心会怀孕的问题，这也是它的一个重要优势。

不过，口交虽然能够满足人们在性生活上的新鲜感和刺激感，但口交带来的卫生问题不得不引起足够的重视。比如当夫妻双方或者某一人存在性病、炎症以及其他传染病的时候，口交就会将病菌带到口腔内，从而产生健康隐患。而且阴茎和阴道本身也容易携带一些病菌，这些东西很容易传播到口腔中。一旦口腔黏膜出现了破损，就有可能感染性病、炎症和其他一些疾病。正因如此，口交双方应该保证自己的生殖器官是健康和清洁的，这样才能够保证口交时不会传播疾病。

而像一些身体存在疾病，并且这些疾病可以通过体液进行传播的，那么一定要杜绝进行口交。因为口交时，口腔会接触大量的像前列腺液、精液、阴道分泌物等带病毒的分泌物，被感染的概率很高。

还有一点很重要，当负责口交的人患有疾病时，可能会通过唾液或者血液传染给对方。比如有人嘴角长有病毒性疱疹，是不能和别人接吻的，也不能和别人共用碗筷。一旦进行口交，就有很大的可能将病毒传染到对方的外阴上，从而导致对方感染病毒。

所以，很多老司机虽然懂得如何通过口交来提升性刺激，但也要明白，口交必须在双方身体都健康且保证性器官得到清洁的基础上展开，否则就会造成病从口入的尴尬结果。

口交的一些行为规范

作为一种容易引发争议，且的确存在风险的性生活方式，口交很难成为主要的性生活方式，最多只是性生活中的调剂品。但即便是这样，男女双方在保证健康和卫生的前提下，还是要尽量相互配合，提高口交式性生活的质量。

首先，口交时要尽量轻柔，相互配合。任何粗鲁的动作都可能会导致性器官或者口腔结构受到伤害，比如很多人的喉咙会被弄伤，一些人的性器官会被牙齿划伤。如果不注意保护，那么口交就容易制造一些意外伤害。

其次，口交双方必须本着自愿的原则，一方绝对不能为了满足私欲强迫另一方。毕竟并不是所有人都能够接受口交这种行为，也不是任何时候都方便采用口交的形式来解决生理需求。

❽ 性生活之前，有必要都去做性传播疾病检查吗？

我的一个好姐妹，不久之前交往了一个男朋友。两个人的感情非常好，每天都腻在一起，连我们看了都觉得甜蜜度爆表，我一直都在想着两个人什么时候会结婚，心里也替他们高兴。

有一天，小姐妹来到医院，然后偷偷告诉了我一个秘密：她和男朋友前几天准备办事，但她想来想去觉得不太稳妥，于是就强制性给男朋友"刹车"，然后催着男朋友去医院做了一个性传播疾病检查，看看是否患有性病，当然，她自己之前已经做过了类似的检查。

我心里暗暗佩服这个姐妹，觉得她真的是女中豪杰。事实上，她的年纪也不算小了，早到了谈婚论嫁的年纪，好不容易找到一个自己喜欢的男朋友，按道理说一定会事事顺着对方的心意，没想到她竟有胆量做出这样的事情。而令她感到幸福的是，男朋友在她的催促下乖乖照做，还将性传播疾病检查的报告单拿给她看。为了保证万无一失，姐妹又把报告单拿给我确认一下。

在中国，性病的发病率还是比较高的，这主要和男女双方的自我保护意识及体检意识薄弱有关。很多人都没有做过婚前体检，更不要说在发生性关系之前做性病方面的检查了。有不少女性并不会去思考对方是否患有性病的问题，即便想过了，也没有足够的勇气要求对方去检查。至少在爱情面前，很多女性显得很卑微，多数时候都在迁就男性的想法。而有时候恰恰是因为自己不好意思说出口，从而给自己的健康埋下了隐患。

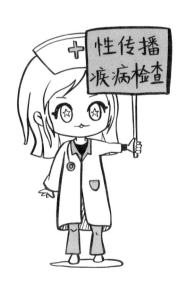

在谈到如何阻断和预防性病的传播时，很多人会提到拒绝频繁的性生活，会提到戴套操作，会提到清洗身体。但实际上，阻断性病传播的最好方法就是在性行为发生之前，双方都能够证明自己的身体是健康的，没有患上性病，也没有感染相关的病原体，而这就要求双方去医院进行性传播疾病的检查。

男女双方必须都要建立这样的健康防护意识：爱一个人就要为对方、为彼此的身体健康着想。不要总是想着"我没什么不适，不用检查"，也不要有"他肯定非常健康"的侥幸心理，更不要想着"如果让他做检查，会不会出现信任危机"。要知道，身体健康本身就是维护爱情的一个坚实基础。

性病检查具体要做些什么

性病的种类很多，而且症状也各不相同，因此单纯地进行肉眼观察很难确认，必须依靠更精确的仪器和方法进行检测。比如，生殖器疱疹要做分泌物检查、抗原检查和抗体检测，尖锐湿疣的检测要做醋酸白试验等，淋病一般要做淋球菌检测，梅毒需要血液的检测，艾滋病则要做 HIV 抗体检查等。

无论做什么样的检查，首先，一定要配合医生；其次，该做的项目一个都不能少；最后，要注意等检查结果正式出来，才能够过性生活。

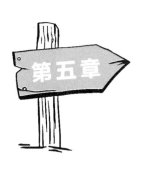

第五章

关于怀孕，
这些事情一定要了解

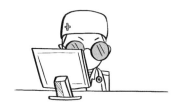

① 避孕药可以经常服用吗?

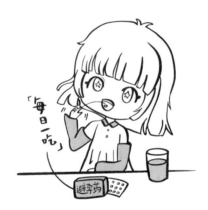

在性生活中,避孕是一个重要的课题。比如当夫妻不准备要孩子的时候,就需要尽量做好避孕措施;一些未婚的男女不希望在婚前怀孕,也会在性生活中做一些避孕措施。一般来说,戴避孕套是最常用的避孕方法,除此之外,服用避孕药也是一种较为安全的避孕方法,而且受到越来越多年轻人的欢迎。我们常说的避孕药其实有两种：一种是紧急避孕药，一种是短效避孕药。前者为紧急情况下使用，后者可以作为长期避孕方法。

服用短效避孕药有一个很大的优势，那就是不会对性生活的质量产生任何影响。很多年轻人之所以不愿意戴套操作，就是觉得避孕套碍手碍脚，减弱了他们的感官刺激，降低了相互摩擦带来的快感，而不戴套又存在怀孕的可能，因此短效避孕药就成了"福音"。

我遇到过一对奇葩的夫妻，两个人都是搞艺术的，天生追求浪漫和无拘无束，因此人到中年，也没打算要一个孩子，办事的时候，大部分都是让女方服用紧急避孕药进行避孕。有一次，妻子来我这里治疗月经不调。我在了解两个人的避孕方式后，给出了一个善意的提醒："以后可以选择避孕套，经常服用紧急避孕药对身体不太好。"

眼前的女艺术家显得很无所谓，她笑着说："什么避孕方法都是避孕，避孕药研发出来不就是为了用于避孕的吗？哪种好用就用哪种。再说了，我们从没打算要孩子。"

"话是这样说，不过经常服用紧急避孕药会影响体内的激素水平，像你的月经不调很有可能就是药物引起的不良后果。你吃避孕药没问题，但是不建议吃紧急的，可以吃短效避孕药。"

女艺术家点点头，表示自己会注意的，然后拿着我开的几盒药就走了。像这种将紧急避孕药当成避孕神器的人，我遇到过很多，她们并不排斥服药，对于紧急避孕药的避孕机制和对身体产生的影响也一无所知，只要药物能够起到补救作用，就不会想那么多。

牛医生健康小课堂

短效避孕药可以经常服用，甚至被当成避孕的主要方式吗？显然不行。想要明确这一点，就要了解避孕药的一些特性，以及它是如何进行避孕的。

短效避孕药通常是指女性避孕药，一般由雌激素和孕激素配伍而成，像一些孕激素和非甾体药物，通常也可作为避孕药单独使用。避孕药的种类有很多，不同种类其作用机制也不同。

1.抑制输卵管排卵，改变宫颈黏液性状，从而阻碍精子的穿透。这类药物一般是由雌激素和孕激素组成的复方制剂。

2.改变子宫和输卵管的活动方式，使得受精卵无法输送。

这类药物包括一些外用杀精剂、绝育药，以及一些小剂量的孕激素。

3. 干扰受精卵着床，这类药物主要是大剂量的孕激素。

4. 影响子宫和胎盘功能，这类药物包括抗孕激素、前列腺素等。

需要注意的是，避孕药并不都是口服的，注射和外用的避孕药也很常见，还有一种皮下埋植的避孕药也很常用。

此外，避孕药不仅仅用于避孕，它其实还是一种妇科药物。对于患有功能性子宫出血、子宫内膜息肉、原发性痛经、月经不调、子宫内膜异位症的患者来说，避孕药也有一定的疗效。

避孕药的潜在危害

在服用短效避孕药之后，一些人可能会出现头晕、乏力、嗜睡、恶心呕吐、乳房胀痛、白带增多、阴道出血、长妊娠斑等不良反应，还有一些女性说吃避孕药后变胖了，其实这些都是正常的现象，通常短期内会消退。相较于不良反应，避孕药的一些常见使用禁忌更需要引起我们足够的重视。患有肝炎、肾炎、恶性肿瘤、血栓、糖尿病、甲状腺功能亢进、偏头痛的女性，不宜使用短效避孕药；哺乳期的女性在用药后，药物会随乳汁一同分泌出来，对孩子非常不利；常年吸烟、抑郁症、月经期的女性，也要慎用。

紧急避孕药，顾名思义，就是紧急情况下使用的避孕药。大剂量的激素，可能造成月经失调等副作用，不宜作为常规避孕方式。而男性也要为女性的身体健康考虑，不要为了满足自己的快感而增加女性的健康风险。

❷ 纵隔子宫有必要处理吗？

在胚胎发育的过程中，女性生殖器官如果受到外在的影响，可能会发育异常。这些异常不仅可能威胁到女性的健康，而且可能会对女性的生育能力产生影响。不过很多生殖器官发育异常现象，一开始并没有什么明显的征兆，如果不进行检查，可能很难被察觉。也正因如此，生殖器官发育异常一直都是一个被重点关注的话题，也是妇科检查中的一个重要项目。

我曾接诊过一个 30 岁的农村女性，她在过去 5 年内三次怀孕，且流产了 3 次，每一次都是到了胎儿 4 个月左右的时候，就会发生自然流产。婆婆认为儿媳妇的身体太虚弱，很难保住胎儿，恐怕以后也很难怀孕了，所以经常鼓动儿子和儿媳离婚。她自觉没能给丈夫生下一儿半女，心里非常愧疚，于是就同意离婚。好在丈夫坚决不同意，两个人这才顶住了压力继续在一起生活。

由于她的母亲是慢性病患者，常年到我这里来看病，所以老人直接推荐女儿来我这里。我在得知她的遭遇后，一方面很同情她的遭遇；但另一方面对她淡薄的孕检意识感到无语，毕竟只要做个 B 超，就可以发现子宫的异常。

事实上，像她这样经常性自然流产的人，肯定存在身体上的原因，如果不及时找出来，进行针对性治疗，恐怕以后都没有办法成功当母亲了。所以我建议她对生殖系统做一个全面的检查，在获得同意之后，我给她安排了一些检查项目。几个小时之后，她拿着报告单来找我，我一眼就看出了问题所在。原来这位女性存在纵隔子宫的情况，检查显示她的宫底肌层轻微凹陷，深度不超过 1 厘米，子宫内膜中部见到了明显的分隔，从子宫底部一直延伸到宫颈部位。

找到病因之后，我立即安排手术，为她切除了子宫中的隔断。到了第二年，这个患者再次来到我这儿检查身体，不过这一次她是来做孕检的。

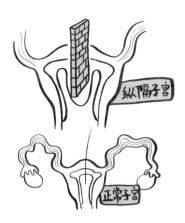

纵隔子宫是一种天生的疾病，人体胚胎在发育过程中，如果两侧的副中肾管间纵隔没有被吸收，就会导致子宫中间出现隔断，使得原来单间的子宫结构变成了双间结构。这样一来，胎儿在子宫里的活动空间就变小了，胎儿的发育和成长就容易出现问题。这就像房子一样，一个人住在一个 10 平方米的房间里，觉得很宽敞，日子很舒服，可是当房子被隔断之后，原本的房间被分成了两个，自己所拥有的空间一下子缩小了 5~6 平方米，房间里的床和桌子摆不下，很多东西只能往外扔，自己也失去了活动空间，自然没法继续住下去。

在孕早期，由于胎儿体型很小，基本上不需要太大的空间，这个时候自然没有什么事情。可是一旦胎儿长大到一定程度，由于原有的子宫成长空间被压缩了一半，胎儿很容易被挤出子宫而发生流产。很多患病的女性朋友，在胎儿长到 4 ~ 5 个月的孕中期时发生自然流产，就是这个原因。

对于患有纵隔子宫的人而言，在发生流产或者早产的情况之后，应该前往医院进行全面检查，最好尽快切除子宫内部的隔断。这样一来，下次怀孕的时候，胎儿就有了足够的成长空间，也就不会被迫挤出子宫。

纵隔子宫应该坚持以预防为主

纵隔子宫对于胎儿的影响很大，很多女性往往在流产之后，才会选择手术治疗。其实如果一开始就能够发现纵隔子宫，可以做相应的评估，再决定是先手术还是先怀孕，因为一部分的纵隔子宫患者也是可以自然怀孕生产的。如果患者很难怀孕或者怀孕后有流产的情况，则建议手术治疗。在检查的时候，常规的二维超声很难诊断出子宫畸形的准确分型，因此无法准确检查出纵隔子宫这种异常情况。一般情况下，女性朋友可以选择三维超声检查，它可以为子宫畸形的分类提供重要信息和依据。

③ 多发性子宫内膜息肉，不手术能怀孕吗？

一天，一个年轻女子慌慌张张地冲到我的办公室，让我帮忙为她检查一下子宫。因为最近她的下体总是会出血，白带开始增多，月经也变得不规律，她担心自己的子宫出现了严重问题。我给她进行了宫腔镜检查，结果显示，女子患的是多发性子宫内膜息肉。看到报告单后，她如释重负地对我说道："牛医生，我之前还以为是宫颈癌，现在我就放心了。"说完就要走了。

考虑到该女子目前仍然单身，未来还要结婚生孩子，所以我叫住了她，建议她进行进一步检查，然后有必要的话，最好来医院将息肉切除。

她显得有些不耐烦，认为我在故意引导她做一些不需要的治疗。还没等我说完，她就反问了我一句："多发性子宫内膜息肉是不是良性的？"

我回答道："大部分多发性子宫内膜息肉都是良性的，绝经后发作的多发性子宫内膜息肉才有更多可能发生恶变。"

"那就好了，谢谢医生！"

接着，她就离开了我的办公室。我以为事情就这样过去了，没想到第三天的上午，她再次赶到我这儿，有些紧张地问道："我昨天听别人说，多发性子宫内膜息肉会导致不孕，这件事是真的吗？"

"那天我想和你说这件事来着，我想你需要做个检查，看看是否需要手术——"

"不做手术，行不行呢？"

"等检查结果出来之后再看。"

听到我这样说，她明显还是犹豫不决。

对于多发性子宫内膜息肉，很多人都不了解，甚至会产生误解，比如担心它很快会癌变，甚至把它同宫颈癌联系在一起；要么觉得只是小问题，即使不动手术，也不会影响到生育。那么，事实究竟是怎样的呢？

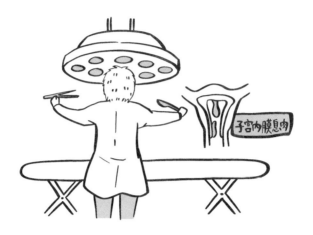

牛医生健康小课堂

　　子宫内膜息肉是由子宫内膜局部过度增生产生的，这些增生物会不断地向宫腔内延伸。多发性子宫内膜息肉是指出现了多个子宫内膜息肉，它的危害性要比单发性的强，一般和内分泌失调、雌激素水平过高以及炎症刺激有关。像年龄的增长、身体肥胖、手术损伤和感染、营养缺失，也会引发多发性子宫内膜息肉。

　　多发性子宫内膜息肉通常会导致宫腔形态改变，出现白带增多、腹痛、月经量多、阴道出血等症状，还会对受精卵的着床造成干扰。正因为如此，多发性子宫内膜息肉患者不容易怀孕，且怀孕之后也容易发生流产现象。

当然，关于多发性子宫内膜息肉患者是否能够怀孕的问题，其实要具体问题具体分析。简单来说，就是看看息肉具体长在了什么位置。

治疗方案

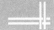

一般来说，有明显临床症状者，B超发现子宫内膜息肉，或者宫腔内赘生物无法完全排除恶性可能的患者，均建议手术治疗。另外，有生育要求的患者发现子宫内膜息肉时，也建议手术后再试孕。宫腔镜息肉切除术是最主要的治疗方式，相应风险较低，切除的组织全部送病理检查。对于小的、无症状的息肉，可暂时不加干预，随诊观察。

对于患者来说，即便完成了手术，也需要定期复查，子宫内膜息肉是比较容易复发的。因此在生活中要加强护理，最好多卧床休息，饮食要清淡一些，睡眠的时间要充足，此外，还要保持良好的情绪。

④ 女性在怀孕后的身体变化有哪些?

怀孕是女性一生中非常重要的时刻。在怀孕期间，女性往往需要补充大量的营养素，而且个人的工作量要适当减少。更重要的是，随着女性成长为准妈妈，她们必须在身体和心理上都要做好当一个合格妈妈的准备。当然，随着怀孕的到来，女性也必须承受身体上带来的变化。而这些变化，很可能会影响女性的正常生活。

我有个闺密，以前是典型的苗条型美女，有着我们都羡慕的 A4 腰，而且她身体的各个部位都很匀称，看起来非常养眼。每次大家一起出门逛街，她都是回头率最高的那个。可是在结婚和怀孕之后，她整个人都大变样，身体一圈圈长胖，整个人就像横向扩展了两倍。不仅如此，原本非常完美的胸部，也因为大了两号，而变得不怎么协调。

　　每一次姐妹们相约逛街，她都会推辞。原因很简单，她害怕别人见到比原来大两号的自己。此外，还有一点就是，怀孕之后闺密发现自己的私处总会有大量的分泌物。这些分泌物有时候会从内裤中溢出来，黏糊糊的，走起路来非常不舒服，而且也会带来诸多的不便。

　　尽管我们一再劝说，她还是每天躲在家里，就连到医院看病，也是遮着脸，生怕被人认出来。

　　其实，很多女性都会有类似的困扰，尤其是一些原本身材很好的女性，在怀孕后身材或多或少都会有些走样，而且还会出现一些生理上的困扰。这些症状或多或少，都会影响孕妇的心理。

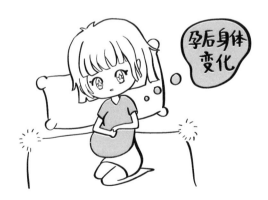

牛医生健康小课堂

对于怀孕的女性而言，生理和心理上往往会出现一些变化。这些变化一般包括以下几种：

1. 胸部变大，乳头和乳晕的颜色开始变深，穿衣服的时候会感觉特别丑。

2. 大腿和腰开始变粗，腰部两侧加宽，横向发展比较明显，苗条的身材基本上会慢慢远去，而且大腿和腰部两侧开始长出很多纹路。

3. 身体的肤色加深，很多部位会变得更黑，像脖子和腋下会尤为明显，这是由色素沉积造成的。

4. 发现自己的脚变大了，以前那些漂亮的鞋子都穿不进去，只能穿拖鞋。这通常是孕期水肿造成的，也有一些女性在孕期会出现骨骼变大的情况。

5. 情绪不稳定，容易变得玻璃心。女性会认为自己怀孕很辛苦，家人尤其是丈夫应该事事顺着自己的心意，自己想要做什么都应该得到允许。一旦有人对她说"不"，她可能就会觉得很伤心，甚至觉得对方不重视自己。

6. 容易产生各种不切实际的性幻想，对性的渴望会增加。

这其实是激素水平受到影响引起的，不用感到难为情。

7.感觉浑身充满了热量，抗寒能力明显得到提升。原因就在于孕妇基础代谢率变高，且身体有足够的能量代谢，自然就感觉不到冷了。

8.阴道分泌物增加，内裤很容易就变脏，有时候需要每天换两条内裤。

一般来说，只要这些变化在正常范围内，那么就是正常的表现。如果一些症状比较严重，明显影响了正常的生活和工作，就需要去医院检查，让医生提供一些好的改善方法。

生活小贴士

孕期的女性通常会比较敏感，对于身体上的变化会非常关注。其实这些变化大都是正常的，没有必要过分担心和在意，最重要的是保持心情舒畅。为了保持一个好的状态，孕妇最好能够每天出去走一走，散散心，应该多和朋友在一起，可以缓解精神上的压力。

⑤ 孕期这些飙车姿势，不能做！

当女性怀孕后，男人通常会感到很开心，但随之而来的问题也很现实。女人怀孕往往意味着夫妻生活会受到严重的影响，甚至很多夫妻会直接放弃性生活，而这就直接导致了孕期男性出轨率直线上升。事实上，孕期一直都是男性出轨高发期，尤其是对一些年轻夫妻来说。由于妻子在孕期无法像平时那样过性生活，很多男人可能会控制不住生理欲望而出轨。

但实际上，怀孕并不意味着性生活的暂时终结。从医学的角度来说，孕期仍旧可以进行性生活，但是一定要注意性生活的时间以及性行为的姿势。不恰当的姿势，往往会对胎儿产生威胁，甚至直接引发孕妇流产。

有一天晚上，一位男士将自己的妻子送到了急诊室。男士在急诊室大声呼救，希望医生可以帮忙救救妻子和胎儿。在医生们开展急救时，孕妇已经出现了大出血，检查之后，发现羊水也已经破裂，已经 7 个多月的胎儿明显保不住了，孕妇生命也存在很大的风险。

经过两小时的抢救，孕妇虽然脱离了危险，但孩子没能保住。当我将这个消息告诉男士的时候，他蹲在地上一言不发。之后的几天时间里，这个孕妇将当天的情况如实告诉了我们。原来那天晚上，两个人一时没忍住就偷偷做了"运动"，结果两个人做到一半，妻子就喊肚子痛，并且下体开始出血。这个时候丈夫意识到不对，就立即带她赶往医院。

孕期性生活一直都是一个非常敏感的话题：一方面男女双方都存在生理需求，想要在差不多一年的时间里禁欲，的确很难；另一方面，孕期性生活可能会对孕妇和胎儿造成一定的冲击，很容易出现意外。所以很多时候，为了安全起见，夫妻之间可能会达成协议，拒绝孕期性生活。但夫妻在孕期是否真的就要杜绝性生活呢？如果可以有性生活，那么应该注意些什么呢？

　　孕期过性生活并不是什么大不了的事情，从医学的角度来说，孕期一定要禁欲的说法是不够严谨的。只要按照科学、规范的要求，性生活还是可以有的，但具体应该怎么过，应该在什么时间过，则有严格要求。首先要排除一些禁忌同房的情况，比如孕妇存在胎盘前置、宫颈息肉等。孕早期，一般是前3个月要减少性生活；孕28周以后，一般要严禁性生活，确保孕妇和胎儿的安全。而对于很多人都关心的孕期性生活的姿势问题，可以负责任地说，孕期的性生活肯定不能像平时那样随心所欲，一些容易伤到重要部位的动作肯定不能做了，解锁了更多新奇动作的老司机，更是要谨慎行事。

　　第一，男上女下且男方趴在女方身上的常规姿势不能做，这样会压迫到腹中的胎儿。

　　第二，女性处于上位，就像骑马一样，这种姿势也要尽量避免。这样不仅容易摔倒，还容易刺激到阴道和子宫。

　　第三，一些涉及悬挂或者倒立的姿势不能做，否则很容易因控制不当而产生意外事故。

为了能够获得安全、有趣味的性生活，可以采用一些更加有利于胎儿安全的姿势：

后入式：女方四肢撑在床上，男方采取跪姿，从后方完成。这个动作不仅安全，还可以确保双方进行有效的爱抚。

侧卧式：女方仰卧，男方侧卧。这样的姿势可以兼顾爱抚和保护孕肚不受压迫。

女上男下式：女方坐在上方，而男性躺倒在床上。这样不仅可以保证双方有更充分的身体接触，还可以面对面进行爱抚，更不会伤到胎儿。

男上女下支撑式：有别于常规的男上女下，女方躺在床上，男方在上方，双手支撑床面，完成性生活。只要注意支撑，那么男方就不会压迫到孕肚。

其实，除了姿势以外，男方在性生活中还要控制好力度，动作不要粗野，要尽量轻柔一些。进入对方身体后，深度要合理地加以控制，避免引起准妈妈的不适。

孕期同房似乎还有些好处

关于孕期"啪啪啪"的问题，国外有机构专门进行过调查研究，发现并没有证据证明孕期的正常"啪啪啪"会对孕妇产生什么不良的后果。从这一方面来说，对整个孕期进行"性生活的封杀"没有必要，只要注意时间、次数和动作就行。不仅如此，孕期性生活其实有诸多的好处。

首先，很多女性在怀孕期间会出现抑郁症、焦虑症，而适度啪啪啪可以缓解压力，消除负面情绪的影响。

其次，很多女性在怀孕期间也会产生性需求，适当地进行性生活，有助于欲望的排解，这对女性的怀孕和分娩都有帮助。

再次，在怀孕期间，很多时候，丈夫的注意力会转移到胎儿身上，忽略了孕妇的感受，而适度的性生活可以强化男女双方之间的关系，促进彼此之间的感情。

最后，孕期的性体验往往也很不错，一方面是因为怀孕期间，性生活的次数会减少，因此双方每一次都会认真进行体验，会很大程度地释放欲望；另一方面，怀孕期间，女性的身体会变得敏感，性器官更容易充血和膨胀，身体感受到的性刺激会更加强烈，而且女性的乳头会变得更软一些，这对男性来说，也是一个额外的"福利"。

⑥ 剖宫产比顺产更紧致？

很多女性在分娩之后，往往会出现盆底肌松弛的情况。一些症状轻微的患者，可能会在咳嗽、打喷嚏或者剧烈运动时出现漏尿的现象，下体也会有轻度的下坠感。这是因为身体内部出现了轻度的子宫脱垂、阴道前后壁脱垂等。如果症状比较严重，会出现尿失禁和严重的子宫脱垂现象。对于成年女性来说，它们会带来不少尴尬。

很多人认为顺产会导致盆底肌松弛，而剖宫产基本上不存在这样的担忧。剖宫产不会对盆底肌造成什么伤害，对于阴道的损害几乎也没有，因此成为很多人的选择。无论这种想法是对还是错，都证明了大家对盆底肌是否会出现松弛这个问题的关心。

我有个闺密结婚多年，好不容易怀孕，夫妻俩都很高兴，安心等着小生命的降临。临近预产期，夫妻俩一起来医院办理住院，并且还一致决定剖宫产，对此我感到不理解。对于闺密的身体状况我还是挺了解的，她大学时期是学体育专业的，身体状况素质很好，胎儿预估也不是很大，想来顺产不会遇到什么太大的问题，不知道为什么决定要做剖宫产。

在我的追问之下，她有些不好意思地说道："我听人说，剖宫产的女性盆底肌更有力量，而且下边还是和初夜一样紧致。你说这到底是不是真的？"

经她这么一问，我突然明白他们两口子为什么要决定做剖宫产了，于是笑着给他们提了一个醒："其实两者都差不多的。"我劝他们还是进行顺产，毕竟顺产对身体的伤害最小，对胎儿的发育也有利，而且这本身就是体验从女人到母亲的一个过程，经历过这个过程，女性往往也会变得更加成熟。闺密笑了笑，还是没有改变做剖宫产的选择。

牛医生健康小课堂

严格来说，无论是选择顺产还是剖宫产，都会对盆底肌产生影响。因为女性在怀孕的过程中，随着胎儿的体重增加和体型变大，盆底的肌肉在支撑过程中会出现松弛的情况。这表明，只要女性经历怀孕这个过程，骨盆和盆底肌就免不了会受到影响。

如果非要进行对比，那么顺产对盆底肌的伤害可能多一点点，尤其是胎儿过大、第二产程过长的产妇，她们的分娩会造成较为严重的盆底肌松弛现象，生产后出现漏尿、尿失禁、子宫脱垂、阴道松弛、阴道前后壁脱垂的情况也更明显。为什么会这样呢？

对于自然分娩的女性而言，在分娩前，为了确保胎儿可以顺利出来，她们的整个骨盆扩张，骨盆底部也会打开；在分娩过程中，盆底肌会扩张和拉伸到使肌纤维失去张力和弹力。因此她们更容易出现盆底肌松弛的情况。

其实，剖宫产比顺产更紧致这种说法不够科学和严谨。因为盆底肌松弛主要的原因是妊娠，而且和每个人的体质息息有关。比如很多人的盆底肌比较薄弱，即便是剖宫产，也会遭遇盆底肌松弛，并导致阴道出现松弛的情况；而有的人盆底肌非常发达，在顺产多次的情况下，也不会出现明显的松弛，阴道也可以一直保持紧致的状态。

由此可见，如果贸然将盆底肌松弛归咎于顺产，这本身就存在问题。

盆底肌松弛的治疗方式

需要注意的是，顺产后盆底肌出现松弛是一种常见现象。正常情况下，这种松弛状态会在1~2个月之内恢复过来，当然也不乏盆底肌受损的情况。一般情况下，顺产的女性在分娩42天之后需要做一个常规的盆底肌力的检测，看看盆底肌有没有受损，受损的程度如何。如果因为受损而出现盆底肌松弛，那么在锻炼和恢复盆底肌力的过程中，可以多做凯格尔运动，简单来说就是收缩肛门的一种运动，或者也可以通过局部物理治疗的方法进行治疗。

以凯格尔运动为例，常见的凯格尔运动有四种标准模式。在这里暂时介绍一种，作为女性朋友锻炼盆底肌的一个参照。

1.锻炼者在床上选择仰躺姿势，双腿保持弯曲。

2.开始用力提肛，采用类似于中途憋尿的动作来收缩骨盆底肌肉。锻炼者可以将示指及中指放在阴道里，感受阴道内部肌肉收缩的力量以及确认收缩动作是否正确。一般来说，手指头能感受到明显的压迫感，就意味着动作正确。

3. 在收缩肌肉的时候，重点是往上提盆底肌，像腹部、大腿、臀部等部位则不用力。

4. 整个收缩动作持续约 10 秒，接着放松 10 秒，然后再持续收缩 10 秒。如此重复 15 次为一组，每天至少坚持一组。

5. 一般来说，收缩动作的次数会随着症状的变化而做出调整，具体以医生的指导为准。

这是锻炼盆底肌有效的方法，熟练后任何时候，站着、坐着、躺着都可以练起来，最好坚持半年以上。

⑦ 让人胆战心惊的宫外孕是怎么一回事？

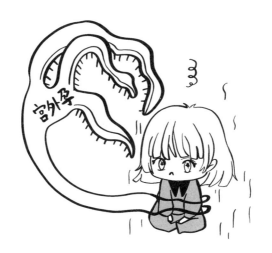

　　众所周知，子宫是孕育生命的摇篮，当精子和卵子结合之后，受精卵就会在子宫内寻找一个合适的位置着床，然后发育成胎儿。当然，并不是所有的受精卵着床都那么顺利，总有一

些受到干扰的受精卵，会选择在子宫腔以外的部位着床和发育，这种情况就是宫外孕。

有个朋友准备和丈夫亲密一下，可是事情还没开始，她就感到腹部出现了明显的绞痛。一开始她还以为只是单纯的痛经，可是随着疼痛加剧，下体有少量血液渗出，她开始感到担忧，立即让丈夫驱车送她到医院里来。

看到她时，我发现她整个人都在冒冷汗，皮肤惨白。我意识到情况可能比想象中严重一些，做了B超发现她的腹腔内有大量积血，加上尿妊娠试验阳性，很可能是宫外孕了，于是立即将她推进了手术室。经过检查，发现她右侧输卵管妊娠而且发生了破裂，所以出现了剧烈疼痛和急性失血的症状。不仅如此，她的宫外孕已经有两个多月了。接下来，为了避免患者出现休克，医生决定切除右侧输卵管，并进行紧急输血和输液。术后患者终于脱离了危险。

令我感到惊讶的是，这个朋友停经了那么久，但根本不知道自己怀孕了，更不清楚自己是宫外孕。等到症状出现的时候，她才感觉到不对劲。好在治疗及时，没有造成进一步的伤害。

事实上，我国每年都有大量的孕妇出现宫外孕的情况，其发病率大约为 2%，是一种非常危险又常见的疾病，对身体的伤害往往很大，而且成为孕妇死亡的一个重要原因。但由于宫外孕早期的发病症状并不明显，而且很容易同其他一些妇科疾病混淆，因此不易被发现，一旦胚胎成长得更大一些，往往会存在很大的危险。也正因如此，关于宫外孕的预防、检查和治疗，一直都是孕期知识宣传的重点，也是孕妇需要重点关注的内容。

牛医生健康小课堂

为什么会出现宫外孕呢？问题往往发生在输卵管管腔上。当管腔及周围产生炎症的时候，会引起管腔内部的阻塞和运行不畅，这样受精卵就可能会变得寸步难行，被滞留在输卵管中，然后着床和发育，最终很有可能会导致输卵管妊娠流产，或者输卵管破裂。输卵管妊娠占据了宫外孕的95%以上（其余的是腹腔妊娠和宫颈妊娠），因此在提到宫外孕的时候，基本上指的就是输卵管妊娠。

引发宫外孕的原因有很多，比如：

◆ 做了输卵管绝育手术后，一旦出现瘘管，有可能会患上输卵管妊娠。

◆ 当输卵管先天发育不良，如输卵管过长、肌层发育不佳、缺乏黏膜纤毛时，同样容易出现宫外孕的现象。

◆ 当卵子在一侧输卵管受精，却进入另一侧的输卵管时，因受精卵游走的距离太长，发育过大，它可能就会在对侧的输卵管内着床。

◆ 人工授精、服用排卵药、体外受精等辅助性手段，都可能会导致宫外孕的出现。

需要注意的是，输卵管出现破裂之前往往没有什么明显征兆，患者可能会有腹痛、下体出血等症状，但都比较轻微。而在输卵管破裂之后，往往会引发剧烈的腹痛和阴道出血，甚至导致休克。患者一旦出现症状，应该去医院进行抽血，测定绒毛膜促性腺激素和孕酮，或者可以通过妇科 B 超来检测。如果高度怀疑的话，最好还是选择做腹腔镜，这是既能确诊又能治疗的手段。

宫外孕的危险性不可忽视，一旦发现，就要立即接受治疗，治疗方法包括药物治疗和手术治疗。比如，宫外孕包块不大的患者，血 HCG 不高，可以选择甲氨蝶呤等杀胚药物进行保守治疗。但是在面对这样凶险的"对手"时，多数情况下还是要及时进行手术，借助腹腔镜手术切除患侧的输卵管，或者在输卵管上进行开窗取胚术。

宫外孕的预防

当女性患上宫外孕的时候，无论有没有进行手术，都会给身体带来伤害。一些宫外孕的患者可能会彻底失去生育能力，甚至出现生命危险。所以最好的方法是从一开始就做好预防措施，降低患上宫外孕的概率。

◆ 定期检查身体，出现了妇科疾病，就要及时治疗。

◆ 养成良好的生活习惯，不要吸烟酗酒，合理安排作息时间。

◆ 性生活中一定要注意卫生，办事前男女双方都要清洗身体。

◆ 做好避孕措施，尽可能避免人工流产。

◆ 不要频繁服用紧急避孕药，争取每次都做好避孕。

⑧ 如何保护恶性肿瘤患者的生育力？

目前，肿瘤患者开始呈现年轻化的趋势，甚至有二三十岁的女性患上恶性肿瘤。而这些罹患恶性肿瘤的年轻女性，不仅要面临生命的威胁，即使治愈之后，也可能会面临各种各样的生活问题，其中一项就是放、化疗对女性生育功能的伤害。

我认识一个女患者，才 25 岁，可以说处于生育的黄金年龄段。可不幸的是，她在医院检查时被诊断为恶性淋巴瘤。在面对这样严重的疾病时，保命才是最重要的。因此，医生给她做了六次化疗，过程虽然很辛苦，但效果不错。在之后的复查中，她各项指标都很正常，也没有出现什么异常的症状。但令人遗憾的是，两次化疗后她就出现了闭经的情况。做了化验检查，才发现卵巢功能已经彻底衰竭，年纪轻轻的她提前进入了绝经期，今后也无法怀孕生子了。

类似的悲剧在生活中并不少见，有时候，人们必须在健康和生育之间做一个痛苦的抉择，哪怕最终都要面对输的局面。但是输与输之间也存在差别，尽可能减少损失和伤害，才是正确的做法。

牛医生健康小课堂

对于那些患有恶性肿瘤的年轻女性来说，往往需要接受手术、放疗、化疗等来控制病情。但放、化疗本身具有巨大的副作用，有一部分药物会对卵巢功能造成不可逆的伤害，很多女性在接受一次或者多次化疗之后，就会导致卵巢功能的衰退甚至衰竭。对很多没有结婚生育的年轻女性来说，放、化疗堪称"生育杀手"。而当女性的卵巢功能丧失之后，她的社会属性及社会角色会出现很严重的问题，比如很多女性无法顺利成为妈妈，甚至婚姻也会受到影响；又比如很多女性提前出现绝经现象，出现骨质疏松、心脑血管疾病、生殖道萎缩等，这对任何女性来说，都是一个巨大的伤害和打击。

为了保障年轻女性生育的权利，享受拥有孩子的快乐，一般在放、化疗前，已婚的女性可以直接冻存胚胎，未婚的女性可以冻存卵子。现在的医学领域出现了一种比较先进的方式，那就是在患者接受化疗之前，将健康的卵巢组织取出来，然后运用冷冻技术冻存在卵巢库中。等到患者的化疗结束，身体恢复到正常的水平，这个时候就可以从卵巢库中取出冻存的卵巢，重新移植到患者体内。

　　目前来说，这项卵巢移植和冻存技术比较完善，非常适合未育的女性。事实上，这项技术不仅保留了女性做妈妈的可能性，还可以恢复女性的内分泌功能。

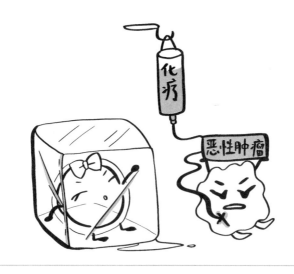

预防恶性肿瘤，从健康生活做起

恶性肿瘤是威胁健康的一大杀手，对女性来说，伤害往往要更大一些。但是在思考如何治疗恶性肿瘤，以及如何减少恶性肿瘤对女性生育功能的伤害时，有一个现象更加值得深思：为什么越来越多的年轻女性会患恶性肿瘤？恶性肿瘤为什么日益年轻化呢？除了遗传的因素，日常生活习惯不好，也是加速肿瘤发生的凶手之一。

1.熬夜

随着社会生活的日益丰富，越来越多的年轻人喜欢过夜生活。无论是和朋友们通宵玩网络游戏，还是躲在被窝里偷偷追剧，或者干脆约上朋友去夜店狂嗨，都会对个人的正常休息产生很大的影响。当身体的生物钟出现紊乱时，机体免疫力下降，就为恶性肿瘤的产生提供了条件。

2.不健康饮食

俗话说"病从口入"，很多疾病都是吃出来的，恶性肿瘤也不例外。比如，经常食用发霉的食物就可能患上肝癌；喜欢吃熏制食物、烧烤和腌制食物的人患胃癌的概率很大；大量饮酒的人比正常人更容易患上肝癌；烟瘾很大的人更容易获得食道癌和肺癌的青睐；经常喝咖啡的人，可能会成为膀胱癌的"猎物"。

3.不良性生活

不少年轻女性缺乏自我保护意识，性生活频繁、性伴侣很多、不喜欢戴套作业，而这些都可能会导致 HPV 感染，甚至诱发生殖系统肿瘤。

4.生活压力大

由于生活节奏很快，社会竞争激烈，使得人们的生活压力越来越大。女性在工作中往往不占优势，面临的工作压力会更大，而她们平时缺乏释放压力和引导负面情绪的能力，只能任由压力堆积和负面情绪的挤压，最终可能诱发乳腺疾病等。

对于年轻女性来说，想要保证身体健康，远离恶性肿瘤的困扰，那么就要从日常生活的点滴做起，尽量培养健康、科学的生活习惯，远离那些会伤害身体健康的不良因素，为自己的健康保驾护航。

❾ 生孩子要适当早一些，拒绝当高龄产妇

很多女性到了 35 岁左右，常常会后悔自己没有早点结婚，没有早点要孩子，有很多 40 岁的女性经常会咨询一些怀孕的方法。人到中年，她们对于孩子的渴望往往非常热烈。但与此同时，由于年龄太大的原因，高龄产妇在生育方面的确缺乏优势。

我认识一个高龄女性，是个工作狂和女强人。她在 42 岁的时候才结婚，然后夫妻俩迫切地想要生一个孩子。为了尽早怀上孩子，两个人不仅跑到泰国去拜佛求子，还努力服用中药调理身子，争取早点怀上。可是夫妻俩努力了 3 年，结果还是颗粒无收，两个人感到非常沮丧，至今仍在漫漫求子路上走着。但是考虑到他们的年纪，机会只会越来越渺茫。

还有一个高龄孕妇，先后怀孕三次，但是没有一次成功。

第一次怀孕时，胎儿在四维彩超下，显示有较为严重的心脏缺陷，即便成功生下来，孩子将来也很难存活很久，还会给夫妻俩带来严重的经济负担。思前想后，她只能选择引产掉这个孩子。第二胎怀孕四个多月时，不幸流产。到了第三胎，夫妻两人小心备孕，每一个环节都做得很好，但孩子被检查出唐氏综合征。面对这样的情况，夫妻俩陷入两难的境地。

其实，有很多高龄女性在 40 岁以后，都会心酸地发现，自己在怀孕过程中总是问题百出，无论自己做了多么周全的准备工作，最终的结果却还是不尽如人意。虽然有很多女性在接近 50 岁甚至超过 50 岁的高龄仍旧会怀孕，但那也是极少数的例子。对于多数女性而言，一旦进入 40 岁，想要怀孕就会困难重重，危险重重。

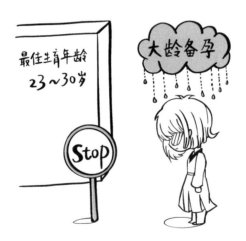

牛医生女性健康指南

牛医生健康小课堂

为什么同样是女性，高龄女性在成功怀孕这件事上会显得那么难？而高龄女性想要一个孩子究竟难在什么地方呢？最重要的原因，还是她们的身体功能出现退化，尤其是生殖功能的退化。

首先，高龄女性的卵巢储备功能已经下降了，降低了受孕的成功率。打一个比方，卵巢功能是母亲赐予的一笔先天存款，这笔钱在出生的时候就已经存在了，而且基本上都是固定的，不可能会增加。但是随着年龄的增长，存款在使用的过程中会越来越少。当女性到了 40 多岁，卵巢的储备基本上已经不多了，而且开始慢慢耗空，最终出现绝经的现象。

其次，高龄女性怀孕，发生胎儿畸形的概率比年轻女性高更多，比如，高龄产妇的胎儿患有唐氏综合征的概率比较高。这对孕妇、胎儿，以及整个家庭来说，都是一个很大的威胁。很多高龄女性好不容易怀上孩子，但常常在体检中发现孩子存在先天缺陷，而不得不选择终止妊娠。

再者，高龄女性在怀孕的时候，身体的负担比那些年轻女性要更重一些。考虑到机体免疫力下降、体能下降、各器官和组织的功能下降，高龄女性在妊娠期很容易患上高血压、糖尿病。而她们在面对这些疾病的时候，为了避免胎儿受到影响，在用药和治疗方面会显得非常谨慎，导致病情很难得到有效控制。

此外，很多高龄女性在照顾孩子方面也存在很多问题。家里的老人年纪大了，没有能力再帮忙照看孩子，因此她们身上的压力会比较大，而且很容易对已经相对稳定的工作造成冲击。不仅如此，由于她们与孩子之间的年龄差较大，当孩子刚刚成长起来时，她们已经老了，也没有更多的能力去帮助孩子在社会上站稳脚跟。

把握生育的黄金年龄

其实，高龄产妇问题一直都是一个普遍存在的社会现象。相关机构曾做过调查，发现 2005 年的时候，我国的育龄妇女在 20~24 岁时达到了生育率的高峰。到了 2015 年，生育高峰变成了 25~29 岁，而 30 岁以后的孕妇比 10 年前多出不少。生育时间的推迟，带来了一系列的社会问题和个人烦恼。

所以，无论是从生理还是心理上，结婚生子都要趁早，不要拖延到 35 岁以后再考虑这些事。女性的年龄越大，结婚和生育的概率也就会越低。女性应该把握住生育的黄金年龄，尽可能在 23~30 岁结婚生育。这个时候，女性的身体发育成熟，且处于最佳的状态，心理上也开始成熟，做好了当妈妈的准备，因此非常适合怀孕生子。

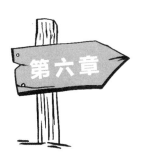

科学体检，
让妇科疾病无所遁形

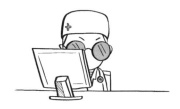

① 20岁+每年要做这些妇科检查！

提到妇科检查，很多女性都会产生排斥心理：一方面她们会觉得自己没病，没有必要做检查；另一方面，她们觉得"这点小问题，根本没必要放在心上"。对妇科疾病的认识不足和对体检的漠视，是导致很多妇科疾病变严重的原因。

比如，我曾接诊过一个女性患者，她离异多年，觉得自己没有那事儿，就不需要做妇科检查了，对于自己的身体状况也完全不了解。直到因为出现不规则的阴道流血，来医院一查，结果已经是中晚期的宫颈癌了。

这并不是个例，很多偏远山区的农村妇女，一些在城市里打工的女性农民工，她们也很少愿意做体检，更别说妇科检查了。即便是一些免费的医疗检查，也有很多人不愿意过来。我能够理解一些偏远地区的家庭不方便进行检查，也没有太好的经济实力做体检。但其实很多妇科检查是必须要做的，而且价钱也不算贵，普通家庭是完全能够承受得起的。不体检最重要的原因，还是因为个人无所谓的态度和对妇科疾病的重视程度不够。

我认识几个高中老师，她们平时工作很忙，工作压力很大，还要照顾家人，完全忽略了自己的身体。几乎在长达 10 年的时间里都没有做过什么妇科检查，就算是单位福利做年度体检，也由于怕痛等放弃做了。

还有一点也很重要，那就是妇科检查并不是中老年妇女的"专利"。很多人一说起妇科检查，首先想到的就是中老年妇女，多数人会觉得女性步入中年，会更容易患上妇科疾病。可事实上，真的等到中年才开始做检查，恐怕早已经被很多妇科疾病缠上了。

本着早发现、早治疗的原则，妇科检查应该趁早，而且要尽可能做到全面，至少一些基本的检查项目必不可少。

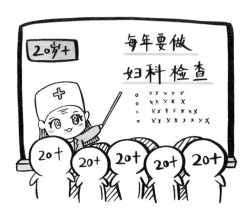

牛医生健康小课堂

从预防和治疗的角度来说，女性应该在 20 岁左右的时候进行妇科检查，而且每年都要做。20 岁的时候，女性的生殖器官基本上已经发育完全，而且很多女性已经有了性生活，这个时候就存在做妇科检查的必要。对于一些没有性生活的女性，定期做个妇科 B 超也是好的，通常不建议做经阴道的检查。

常规的妇科检查包括：观察私处的外观、颜色等判断生殖器是否正常；通过窥阴器暴露阴道和宫颈，观察有无病变；利用双合诊的方式，一只手的两个手指伸入阴道，另一只手按压腹部配合，通过触诊阴道壁、宫颈、卵巢、输卵管来检查这些器官和组织有没有异常状况。

白带检查：一般会使用棉签从阴道内取一些阴道分泌物进行检测，看看是否感染了霉菌、滴虫等病原体，检查一下阴道的清洁度。白带检查是一项基础检查，可以帮助医生及时了解患者的阴道环境，以及是否患有炎症。

B 超检查：包括腹部彩超和阴道 B 超。腹部彩超时，医生会用探头重点在下腹部的皮肤上来回移动，检查盆腔、输卵管和子宫的情况；阴道 B 超则是经阴道入内进行检查。患者可以选择其中一项进行检查，必要的话，也可以将两种方法结合起来。

宫颈癌筛查：宫颈癌筛查主要是检查宫颈细胞，一般可以选择 HPV 和 TCT 两种检查方法。它们都是从宫颈取材进行检测。通过这两项检查，可以有效确定患者是否存在宫颈病变的风险。

这些检查都是在身体和经济可承受范围之内的，基本上不存在付不起检查费用的问题，所以没有特殊情况，当女性到了 20 岁，而且有了性生活之后，最好还是选择每年都做这些妇科检查，为自己的健康保驾护航。

② HPV和TCT检查非要一起做吗?

在进行宫颈癌筛查的时候,往往有两种选择:一种是HPV;另一种是TCT。在面对这两种检查方式时,很多人都会犯难,不知道该如何选择,也不清楚这两个是否要一起做。

我的一位亲戚来我这里检查身体,在听完她的陈述后,我发现她的宫颈有接触性出血的情况,于是建议她做一下宫颈癌的筛查,这样也可以放心一点。亲戚想了一会儿,还是同意了做个检查。可是当我开好单子之后,她发现有HPV和TCT两个检查项目,就有些不舍得花钱了,于是就问我:"这两个项目都必须做吗?"

"也不是必须,做其中一个也行,但是我建议你两个都做一下。"

"不用了吧，有一个就能做出来，那么我就做一个算了，省得花冤枉钱。"

"两个都做的话，检出可能性会更高。"

我继续劝着，她有些不耐烦了，有意无意说了一句："你们医生就爱瞎担心，总是开些七七八八的检查单，我自己的身体还不清楚？"

听她这么一说，我有些不悦，但还是忍下来，建议她两个都做一下，更加保险。

回家之后，我才知道这个亲戚到处说我故意让她多花钱，连亲戚朋友也要"坑"，没有职业道德，听得我很生气。但在日常工作中，我遇到过很多这样的人，她们一方面担心自己会患上宫颈癌，另一方面又总是想着用最小的成本进行检查。在她们看来，HPV 和 TCT 都可以进行筛查，没有必要两个都做。所以每次当我好心相劝时，她们都会认为我在过度治疗，推销一些不必要的检查项目。

虽然没少被人指责和冤枉，但是本着对患者健康负责的态度，我每次还是会提醒患者将 HPV 和 TCT 都检查一遍，这是更好地筛查和预防宫颈癌的方法。

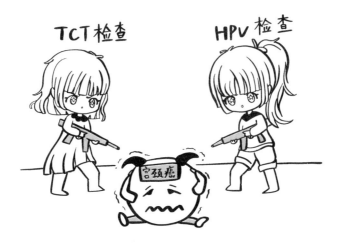

牛医生健康小课堂

很多人都反对 HPV 和 TCT 同时进行检查，或者很多人都不清楚这两个项目是否要一起检查。主要原因就在于，她们没有分清这两个检查项目的关系。

前面谈到过 HPV，它分为高危型和低危型。其中，高危型 HPV 持续性感染是宫颈癌最主要的发病因素。有数据显示，99% 以上的宫颈癌都是由高危型 HPV 感染导致的，这就使得 HPV 检查非常重要。进行宫颈癌筛查的时候，医生先将宫颈表面的分泌物擦拭干净，然后把细胞刷放入宫颈管内，旋转几周之后取出，立即将细胞刷固定于保存液中，然后送去实验室检查。

TCT 是宫颈液基薄层细胞学检查的简称，是既往宫颈刮片的升级版，虽然名字听上去有些恐怖，但其实很轻松，不会产生太大不适感。医生会拿出一根专用的宫颈刷，深入阴道，直达宫颈口，然后轻轻转动，刮取宫颈上脱落的少量细胞，之后将宫颈刷放入装有细胞保存液的瓶子里漂洗，收集脱落的细胞。医生会将样本细胞混匀、过滤和转移，放到显微镜下进行观察。

虽然同样是为了筛查宫颈癌，但这两种检查方法并不一样。HPV 是病毒检查，看看有没有携带 HPV 病毒，而 TCT 主要是为了检测宫颈脱落细胞中有没有异常的细胞。作为宫颈癌筛查的两个检查维度，想要分清楚它们，可以打一个比方：HPV 是检查有没有"罪犯"，TCT 则是检查有没有"案件"发生。

在选择检查项目的时候，如果只能选其一，建议做 HPV 检查。如果没有"罪犯"，那么"案件"发生的概率就比较低了。

但实际上，问题并没有想象中那么简单。因为 HPV 非常常见,男性也会携带HPV,通常没有症状,也可能不会发病。毕竟HPV在很多时候还没来得及"犯罪",就被自身的免疫系统给消灭掉了,所以平时很难被发现。不过,没有症状并不代表没有携带这种病毒,一些"隐藏起来的罪犯",也许会在合适的时机跳出来"作案"。想要避免身体出现问题,那么最好的方法就是一边检查身体,看有没有出现异常状况;一边提早做预防,注射宫颈癌疫苗。

宫颈癌筛查的注意事项

宫颈癌筛查的准确性不仅仅和检查的方式、仪器的精密度有关,也和个人的身体状况息息相关。为了确保筛查工作顺利进行,避免产生一些不准确的数据,进行宫颈筛查的人,应该注意一些基本的事项:

◆ 避免在经期进行检查,最好在月经干净后3~7天内进行检查。

◆ 检查前3天不要有性生活,也不要刻意进行阴道冲洗,更不要上药。

◆ 筛查后3天也不要有性生活，避免取脱落细胞的部位发生感染。

事实上，只要认真按照医生的叮嘱行事，那么宫颈癌筛查的检出率，还是可以得到有效保证的。

③ 撑开下面，取块肉，很疼吗？

　　在妇科疾病的检查中，医生经常需要使用阴道镜。阴道镜是妇科中常用的检查工具，作用是将所要检测的部位放大几十倍进行观察，以检测相关部位是否发生了病变，最常见的就是阴道、宫颈部位的检测。当发现存在异常情况时，医生就会在阴道镜的帮助下对可疑病变部位取材进行活检。阴道镜和活检本身是两种手术，但是，一般情况下这两种手术都会一起做，人们也经常会把两者放在一起来说。

　　在宫颈病变检测和宫颈癌的筛查中，经常需要用到阴道镜活检，比如，当宫颈部位出现了炎症、息肉时，可以进行阴道镜活检。此外，在宫颈癌筛查中，患者也常常需要做阴道镜活检。一旦发现 HPV 和 TCT 检测结果异常，或者 HPV16 和 HPV18

是阳性，又或者 TCT 显示存在病变，那么就需要做进一步的阴道镜检查。

许多人对阴道镜活检感到恐慌，在她们看来，阴道、子宫、卵巢之类的器官比较敏感。阴道镜伸入体内就已经很不舒服了，还要借助阴道镜在体内的病变组织上取几块组织下来，一定会很痛。

我的一个表亲患有妇科炎症，又存在较为严重的子宫内膜息肉。随着年龄的增加，她担心自己患上宫颈癌，于是就到医院里做宫颈癌筛查。在进行 HPV 检测之后，发现她 HPV16 呈阳性，需要做阴道镜及宫颈活检，进一步进行病理检查，明确诊断。听说要做活检，这个表亲就感到害怕，毕竟活检需要从体内取一点组织出来，这无异于在身上割肉，想想都很痛，更别说还是在阴道内这样敏感的环境中进行。

她有些担心做活检，于是反反复复地问我是不是弄清楚了，会不会出现什么误诊，有没有其他的方法进行替代。我摇摇头，坚定地告诉她必须做阴道镜活检。由于她当天非常紧张，最后还是作罢。我们约定几天之后再来医院做活检，可是一连过了十几天，她也没有来医院，我打电话催她，她才愿意来医院检查。

牛医生健康小课堂

许多人害怕做阴道镜下宫颈活检，但活检本身并不会产生太明显的疼痛感。以最常见的宫颈部位的活检为例，由于宫颈组织本身没有什么神经组织，患者在手术过程中被医生取材时，一点也不会感觉到疼。反倒是进行阴道镜检查时，由于使用扩阴器，很多女性的阴道在被人为张开时可能会产生一些不适感，但通常在可忍受范围内。

活检部位往往会出血，一般需要使用纱布进行压迫止血。但通常情况下，这样的手术创面并不会太大，术后也没有太大的痛感，基本上一周左右就痊愈了。术后两周，只要没什么异常情况，患者就可以正常生活。

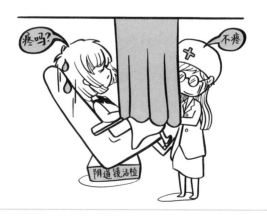

阴道镜活检的注意事项

阴道镜下宫颈活检风险很小，也不会带来多少不适感。不过，相应的防护工作还是要做好的，以免影响检查的准确度和术后的恢复。一般来说，患者没有必要将其当成一个大手术来对待，但也不能完全不当一回事，必要的注意事项还是应该做到位的。

◆ 通常推荐患者在月经干净后 3~7 天内做检查，或者距离下次月经 10 天以上时。活检前几天禁止同房，阴道镜检查之前要排空尿液。

◆ 活检结束后不能做剧烈运动，尽量避免使用腹压的动作，比如咳嗽、用力大便等。要注意多休息，多吃蔬菜水果，保持大便通畅。

◆ 活检 24 小时之后，要注意及时取出纱布，以免增加感染风险。

◆ 活检后不能坐浴，拿温开水冲洗会阴部即可。

◆ 活检之后的两周内不能进行性生活。

其实，活检只是一个明确诊断的有效方法，没有必要过度解读，也不要过于担心。患者应该放松心情，保持一个良好的状态。

❹ 宫腔镜、腹腔镜，傻傻分不清楚?

　　在检查和治疗一些内科疾病时，往往需要借助内窥镜。而内窥镜的种类很多，不同类型的内窥镜针对不同的疾病。在妇科检查当中，很多女性通常对宫腔镜和腹腔镜存在误解，不清楚两者之间有什么区别。

　　比如有时候，很多患者会问我这样的问题:"为什么同样是检查盆腔，S小姐要做腹腔镜，而我做的是宫腔镜呢?""为什么在做子宫肌瘤剥除术时，医生建议我做腹腔镜，难道我不能做宫腔镜吗?""腹腔镜和宫腔镜，哪一个更好?""为什么有时候两个都要做?"

　　我有个女性朋友因为一直怀不上孩子，就前往医院检查。医生建议她做一个宫腔镜联合腹腔镜的检查。

听到医生这样说，朋友就有些生气，她觉得自己还没生过小孩，又是宫腔镜又是腹腔镜，这么一搞，会不会造成感染导致不孕。在提出质疑之后，她非常愤怒地找到我，向我诉苦，认为医院的这个医生缺乏职业道德。我告诉朋友，医生的话是正确的，因为宫腔镜只能查看宫腔内的情况，对宫腔外的情况并不了解。如果宫腔外，比如卵巢、输卵管，存在病变，那么只有腹腔镜才能检查出来，并可以及时予以解决。

　　宫腔镜和腹腔镜是妇科检查中经常会遇到的两种检查方式，许多人会认为两者都可以检查生殖系统中的器官和组织，常常会混淆两者的作用，但其实两者之间的区别是比较明显的。

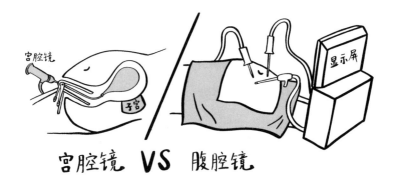

牛医生健康小课堂

很多人对宫腔镜和腹腔镜傻傻分不清楚，但其实只要从两者检查的位置、检查的方法和对应的病症来看，就可以找到其中的区别。

1.具体操作不同

宫腔镜主要是用于检查宫腔。这里谈到的宫腔就是子宫腔，而深入子宫腔内检查，就需要将纤维光源内窥镜放入阴道，通过子宫颈进入子宫腔，检查内部的病变情况。宫腔镜是一项微创型的妇科诊疗技术，整个检查系统包含了宫腔镜、能源系统、光源系统、灌流系统和成像系统。

腹腔镜为了成功进入腹腔，需要在腹部打一个小孔，内窥镜就通过这个小孔进入腹腔，了解内部器官和组织的情况，然后进行相应的手术。腹腔镜的前方是一个微型摄像头，以冷光源提供照明，整个系统包含了具有数字摄像技术的镜头，传播图像的光导纤维，以及负责接收信号的后级信号处理系统，还有一个实时显示图像的专用监视器。

2.检查和治疗的疾病不同

宫腔镜的探头具有放大效果，可以直观、清晰、准确地检查到宫内的病变及出血性疾病，包括子宫内膜息肉、功能性子宫出血、子宫畸形、子宫粘连等疾病，还能对子宫内膜可疑癌变进行组织取材。这种检查方式的准确率非常高，而且很快就可以得出检查结果。但是它无法看到子宫的外侧、腹腔及其他部位的情况，只适合也仅限于妇科。

腹腔镜重点在于检查一些难以诊断的腹部疾病，通过摄像头和监视器，医生可以在屏幕前清晰地找出病变组织，并进行相应的切除治疗。腹腔镜可以用于宫外孕检查，还能够给输卵管进行开窗取胚，或者直接切除输卵管。有的患者会出现良性卵巢囊肿，腹腔镜手术也可以一并剔除，盆腔广泛粘连及盆腔子宫内膜异位症等疾病，也可以通过腹腔镜进行检查和手术治疗。腹腔镜不仅仅限于妇科，对于男性腹腔内出现的疾病，一样可以进行检查和治疗。

3.术后的影响不同

这两种检查方式的操作不同，对患者的影响也不同。宫腔镜对患者的影响非常小，除了带来一些不适感，大部分在清醒的情况下对这种疼痛是可以耐受的，基本上术后一天就可以正常活动。腹腔镜患者因为做了腹部打孔，需要全身麻醉，患者存在排气和排尿的不便，术后需要休息 2~4 天才能活动，而且不能进行剧烈运动。

　　需要注意的是，这两种检查方式并不总是单独使用的。由于宫腔镜无法观测到腹腔的情况，而腹腔镜也无法观测到宫腔内发生了什么，如果想要既看到腹腔又看到宫腔，那么就需要进行宫、腹腔镜的联合手术才行。

⑤ 为何妇科超声要憋尿？

很多做过妇科 B 超的女性都有这样的经历，做妇科 B 超动不动就要憋尿，每一次都要提前二三十分钟疯狂喝水，生怕喝水不多，膀胱没办法充盈。可是当自己喝得太饱时，又无法立即排出，在等待和检查的过程中往往憋得很难受。

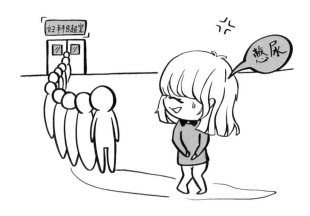

有时候，等了 20 分钟，也没有轮到自己做 B 超，实在憋不住了，只能提前排尿，然后又大量饮水。可是往往排完尿后不到几分钟，医生开始叫号，患者只能硬着头皮进去，结果医生说膀胱里的尿液太少，无法做 B 超，即便做了也看不清晰，无法准确做出判断。

类似的经历让很多女性心有余悸，因此对 B 超或多或少都会产生恐惧感。我的一个邻居每次来医院里看病，都会问一句："一会儿要做 B 超吗？我现在都害怕听到这个。"有时候我会告诉她如何喝水，比如喝多少水，什么时候开始喝水，但效果并没有那么好。事后，她仍旧要抱怨 B 超太折磨人了。

B 超与喝水似乎联系紧密，但事实上，很多人对于 B 超并不了解，比如，做 B 超为什么经常都要喝水，有没有什么办法可以避免喝水，是不是所有的 B 超都要喝水。对 B 超缺乏认知，或许才是对其产生恐惧感的根源。

牛医生健康小课堂

在做普通的妇科超声检查，即腹部 B 超时，医生会使用超声探头在患者的腹部皮肤上来回滚动，此时探头需要在膀胱充盈的情况下，通过液体透声窗探察后方的子宫。为什么只有膀胱充盈起来，才能够检查子宫及附件呢？原因就在于附件位于盆腔内的膀胱和直肠之间，呈现前屈和前倾的姿态，周围还有很多肠管。正常状态下，很难通过 B 超清晰呈现出来。因为当膀胱不充盈的时候，腹壁脂肪散射及腹腔内、肠管内的气体就会影响超声检查的准确度和清晰度，而子宫及附件就无法清晰地展示出来。这个时候，子宫的形态、大小及是否存在病变，自然也就无法识别。

但实际上并非所有的超声都要憋尿，比如女性在怀孕期间做超声检查，只要胎儿够大，直接从腹部扫描中就可以看出。此时胎儿的身体发育成形，重要的脏器也发育完整，羊水量比较充盈，一般就没有必要憋尿。

还有一种非常常用的就是经阴道的妇科 B 超，相比于腹部 B 超需要憋尿，阴道 B 超的优势在于，患者不需要大量喝水，不需要等到膀胱充盈，就可以进行检查。医生只要将超声探头伸入阴道内部，就可以对子宫、附件进行清晰的检查，了解相关情况，而且看起来比腹部 B 超更清晰。

所以说，做妇科超声都需要憋尿是不够严谨的。

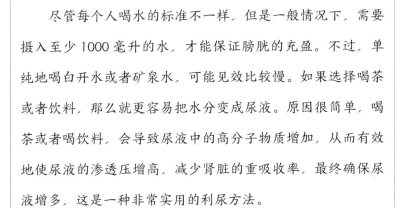

生活小妙方

　　尽管每个人喝水的标准不一样，但是一般情况下，需要摄入至少1000毫升的水，才能保证膀胱的充盈。不过，单纯地喝白开水或者矿泉水，可能见效比较慢。如果选择喝茶或者饮料，那么就更容易把水分变成尿液。原因很简单，喝茶或者喝饮料，会导致尿液中的高分子物质增加，从而有效地使尿液的渗透压增高，减少肾脏的重吸收率，最终确保尿液增多，这是一种非常实用的利尿方法。

⑥ 妇科手术为啥要脱光光?

很多进过手术室的人常常会发现一个现象,现在几乎大部分手术都会要求患者脱光衣物后穿病号服去手术室,因此大都会产生这样的疑问:"为什么动手术之前,一定要把衣服都脱掉呢?"尤其是一些妇科手术,像剖宫产、切除子宫和卵巢等手术,都是需要在腹部做切口,要暴露手术部位,因此免不了要把衣服全部脱掉,这给很多女性患者带来了困扰。

在接受咨询的时候,经常会有人向我提出这样的问题:

"我什么衣服都不穿,那不是被人看光了?"

"不就是动个手术吗?没有必要把所有衣服都脱掉吧,难不成我身上到处都要动刀子?"

"我知道手术室里有很多男医生，脱光了会很尴尬的。"

"脱光了去手术，我会感到紧张和害怕的。"

通常在回答这些问题时，我都会毫不犹豫地给出自己的答案：对不起！真的是你想多了。

首先，手术的过程中，患者都是麻醉了的，所以不可能为此感到紧张。

其次，在手术室里，医生可没空看你白不白、美不美。虽然男医生也会在场，但他们的心思都会集中在如何把手术做好，多数人还是会有这点职业道德和素养的。而且在他们眼中，男人和女人都只是患者，没什么区别。而你所谓的隐私部位，在他们看来不过是一个正常的身体器官。

最后，即便自己的一些隐私真的会被医生发现，患者也应该权衡一下，是保护自己的隐私坚决不被人发现，还是坚持不上手术台任由病情恶化。

从某种意义上来说，脱光了进手术室简直再正常不过了，坚持保护自己不会"春光乍泄"，那反而会让自己看起来有些"无知"。

　　进行妇科手术，医生通常都会要求患者全裸，这是一个最基本的操作，也是进行手术的前提。而他们之所以要这样要求，可不是因为觉得"好玩"或者"好看"，而是出于对手术安全的考虑。

　　首先是为了避免伤口感染，毕竟手术要严格保证无菌，而患者的衣物，尤其是贴身的衣裤，免不了会沾染细菌和病毒，一旦消毒不彻底，就有可能引发伤口感染。实际上，医生消毒好后，会给患者盖上无菌布，只露出操作部位。

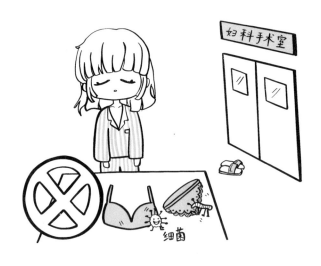

其次是为了满足手术需要，除了手术操作，往往还需要测量血压、注射麻药、输液、做心电图，还需要给患者排尿和插尿管，相关部位必须暴露在外，穿着衣服就会非常不便。尤其是在一些重大手术上，医生可不希望因为衣服影响手术进度。

　　最后则是为了方便从全局进行观察，因为很多手术在进行的过程中，可能会对身体的其他器官、组织造成危害，或者会引发一些异常的症状。而患者保持全裸时，是可以方便医生观察和治疗的。

⑦ 有了盆腔积液，是否都要去医院治疗？

很多人一听说"积液"两个字，就会感到担忧，认为一定是相关部位出现了炎症或其他疾病，才导致积液的产生，比如盆腔积液。不少女性在谈到盆腔积液的时候，都会觉得自己得了妇科疾病，需要立即进行治疗，甚至会莫名地担心自己的健康。

有一天，一个年轻女性来我这儿看妇科。经过检查，B超显示她的盆腔存在积液，当她拿到报告的时候，看起来有些惴惴不安，明显有些发抖地问我："医生，我这个病严重吗？需不需要动手术？要不要放出来？"

我此前接诊过不少盆腔积液的患者，她们在对待这种病的时候，很少有人会出现这样的表情，所以我感到有些疑惑，就问她为什么要这么担心，盆腔积液大多是生理现象。

"牛医生，你和我说实话，严不严重？我可不能生病，孩子他爸很早就去了，我一个人把孩子拉扯大，现在每天都在加班加点的工作，还有两个兼职，为的就是让自己的孩子生活无忧，学习不会受到影响，要是我也倒下了，谁来帮我照顾孩子？"

说着说着，这个单亲妈妈就哭了出来。我能理解她的处境，毕竟像她这样的家庭条件，如果自己真的生病了，就无法上班工作养家，孩子的生活和教育就成了严重的问题。但当下的问题是，她对盆腔积液有很大的误解，所以情绪一下子就崩溃了。

我进一步询问她："有没有腹痛、发热、腹胀等不适。"

她说："没有，之前身体也都很好。"

我告诉她："那基本可以判断这个程度的少量盆腔积液是生理性的，无须过多担心。"

听到我这么说，她这才长舒了一口气。

牛医生健康小课堂

关于盆腔积液的问题，很多人感到恐慌，认为这是一种非常难缠的疾病。但实际上，盆腔积液的患病机制有好多种，不同的病因往往会产生不同的病情，单纯通过盆腔积液这样的症状来做出判断，显然是不科学的。

盆腔积液一般分为生理性盆腔积液和病理性盆腔积液。

第一，生理性盆腔积液。

生理性盆腔积液是正常的生理现象，一般和卵巢排卵有关。当女性在月经中期排卵之后，盆腔会积聚一部分卵泡液，从而形成盆腔积液。另外，盆腔是人体站立时腹腔的最低点，肠管等脏器表面的润滑液也会聚积在盆腔，这些积液基本上都是生理性的。

第二，病理性盆腔积液。

病理性盆腔积液和疾病有关。

炎症——女性盆腔出现了炎症时，病情一般不会很严重。只要及时服用抗生素或者静脉注射一些抗感染药物，就可以消除炎症。

结核病——当女性患有结核性腹膜炎、结核性肠炎、生殖器结核等疾病时，也有可能患上盆腔炎。这一类盆腔炎病情较轻，只要服用抗结核药物，即可有效控制病情。

肿瘤和肝硬化——如果女性朋友患有输卵管肿瘤、卵巢肿瘤、肝脏肿瘤及肝硬化等较为严重的疾病时，会出现腹腔积液、胸腔积液和盆腔积液。这些疾病治疗起来很麻烦，疗程很长，而且预后效果也很差。

　　当女性朋友检查出身体中的盆腔积液时，没有必要感到恐慌，一定要将检查结果和相关的报告交给专业医生进行判断，分辨是生理性盆腔积液，还是病理性盆腔积液。如果是生理性盆腔积液，大可以放心；如果是病理性的，则要让医生来做出判断，看看到底是什么疾病引起的，然后做进一步的检查和治疗。

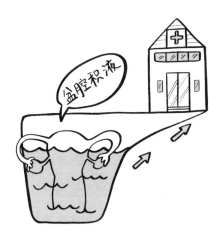

⑧ 子宫肌瘤需要切除吗？

赵大姐今年 48 岁，曾在 3 年前的一次体检中查出身体内存在多个子宫肌瘤，其中最大的一个直径达到了 5 厘米。不过，由于她并没有感到任何不适，医生认为暂时没有必要做手术，只要定期去医院检查就行。医生还特别交代她，一旦发现月经量增多、尿频腹胀，要去医院检查，及时治疗。可是不知道赵大姐从哪里听来一个消息：快绝经的人，子宫肌瘤往往会被饿死。这样的消息简直就是赵大姐的福音，毕竟谁都希望不花钱、不吃药、不动刀子就可以去除子宫肌瘤，所以多年来本着这样的信念，她一次复查都没有做。

最近一年里，赵大姐发现自己的肚子越来越大。在躺下的时候，她摸到腹部存在一个硬疙瘩，大家都觉得她发福了。到

牛医生女性健康指南

了这个年纪，似乎手臂、肚子不大一圈，都不好意思说自己是中年妇女。但没过多久，她的身体就开始出现一些异常情况。原本快到闭经年龄的赵大姐，此时的月经量却越来越多，一开始一天只需要两包卫生巾，渐渐地连四五包也完全不够用。如此多的月经量自然引发了一系列贫血的症状，赵大姐开始三天两头头晕乏力。

意识到事情有些不对劲，赵大姐赶紧去医院复查，结果医生说她的子宫明显增大，就像怀孕 5 个月的孕妇一样，她平时摸到的硬块其实就是增大的肌瘤。在彩超的检查下，发现子宫上的肌瘤有几个特别大，其中最大的一个竟然超过 10 厘米。这样的巨物放在肚子里，可抵得上一个足月宝宝了。医生接着又给赵大姐做了血常规，血红蛋白已经下降到了 66 克每升，这属于中度贫血了。

到了这一步，赵大姐不仅需要切除子宫肌瘤，医生还建议她考虑切除子宫。原因很简单，摘除肌瘤还复发。赵大姐这个年龄，已经没有生育要求了，可以切除子宫。

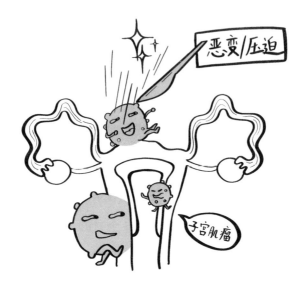

牛医生健康小课堂

子宫肌瘤是子宫平滑肌组织增生形成的一种良性肿瘤。子宫肌瘤是女性最常见的一种良性肿瘤，它的出现可能和激素水平、遗传、干细胞突变等因素有关，一般好发于30~50岁的女性。那些初潮时年龄偏小、没有生育或者生育较晚的女性容易患上这种疾病，长期抑郁和肥胖的人，也容易患上子宫肌瘤。拥有子宫肌瘤家族病史的女性和接受过激素补充治疗的女性，也很容易被子宫肌瘤"盯上"。

患者一般不会产生明显的不适感，但有可能会出现月经异常、白带增多、下腹坠胀，还有一些患者会出现腹部肿块。如果子宫肌瘤比较大，压迫到了膀胱和输尿管，容易导致尿频、尿急、排尿困难等症状。如果压迫到了直肠，会出现腹部疼痛和便秘的症状。这些症状的出现一般和肌瘤大小、数量、生长部位、生长速度及肌瘤是否存在病变等因素有关。

子宫肌瘤的治疗和控制

一般情况下，子宫肌瘤不会对身体健康造成什么威胁，恶变的概率小于1%。很多无症状的子宫肌瘤患者无须治疗，但是要依据自身的变化和感受，每隔3~6个月前往医院进行体检。如果肌瘤引起了压迫症状、月经量过多导致贫血、疑似子宫肌瘤引起不孕，或者有恶变可能，需要手术治疗。非手术治疗方法有聚焦超声、海扶刀等。

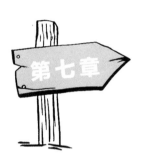

第七章

想要减少妇科疾病，
注意日常的自我保护

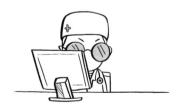

① 才30岁，卵巢就退休了！

爱美是女人的天性，相较于男性，女性对于自己的外在形象更加关注，而且往往更加在意自己会变老。一个女人的外在形象出现变化及衰老，一般和多种因素有关，其中卵巢就是一个非常重要的影响因素。女人的衰老和雌激素有关，而卵巢恰恰是分泌雌激素的重要器官。从理论上来说，只要卵巢年轻有活力，那么女性就不会显老。她们的皮肤会更加细腻润滑，精力更为旺盛，性生活更幸福，生育能力也更强一些。这也是为什么很多人会说："卵巢有多年轻，女人就有多年轻。"

而现在，有很多年轻女性经常会出现早衰的症状。比如我认识一个女孩，第一次来我这里看病的时候，从对方的肤色和身材来判断，我还以为对方是一个生了孩子、40多岁的妇女，可是接触之后才发现，对方 30 岁还不到。

在追问之下，我得到了这个女孩更多的信息：某 IT 公司的程序员，29 岁，已婚，长期失眠并感到焦虑，备孕半年依然怀孕困难。最近 5 个月都没有来月经，乳房明显下垂，皮肤粗糙且毛孔粗大，时常感到腰腿酸痛，缺乏社交活动且不爱与人交流。

将所有的信息一整合，在做了卵巢功能相关的检查后，事情再明显不过了：早衰。严格来说，是卵巢早衰。

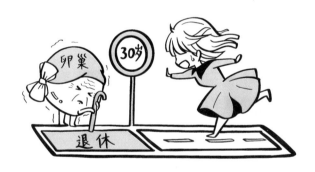

在日常生活中，很多年轻女性，到了 30 岁左右，甚至 20 多岁，就常常感慨自己已经老了。这些可能并不仅仅是心态上的变化，或者心理上的错觉，有些还是实实在在的卵巢早衰现象。往往就是卵巢的过早衰老和退化，引发了机体的衰退和老化现象。

卵巢早衰是指卵巢衰老的速度明显超出了正常的生理周期变化范畴。简单来说，就是卵巢还没到退休时间就已经干不动了，不得不提前从岗位上退下来。

一般情况下，随着年龄的增长，人体各项功能也会发生变化。人到中年以后，个体功能和器官开始衰退，比如女性在 45~55 岁，就会出现卵巢功能衰退的情况。卵巢是分泌雌激素的重要器官，它的衰老和退化，会导致雌激素快速下降。而这个时候，女性的身体也会出现一系列的反应：

◆ 出现潮热多汗，夜间睡觉时常常出很多汗。

◆ 情绪变得越来越不稳定，很容易因为一些琐事动怒，与家人的关系变得紧张。

◆ 睡眠质量差，失眠多梦，常常到了半夜也难以入睡，有时候醒来就无法再次入睡。

◆ 皮肤松弛、暗淡、无光泽，皱纹明显增加。

◆ 腰膝酸软，提不起精神。

◆ 阴道干涩、性欲下降，对性生活常常提不起兴趣，夫妻之间容易分床睡、分房睡。

对于很多年轻女性来说，如果到了 30 岁左右就出现了类似的症状，要警惕了。通常情况下，卵巢早衰的女性由于原有的激素水平被打破，会出现月经不调，甚至停经的现象。此时，雌激素的下降会导致身体的肤色变得很差，出现黄斑和色斑，而且非常干燥。身体的衰老速度开始加快，因为雌激素流失，身材也不断变形，即使不胖也看起来很臃肿，可能还伴有潮热、盗汗、失眠等症状。

卵巢早衰会严重影响女性的身体健康和心理健康。现在有很多年轻女性不孕不育，很大一部分原因就和卵巢的早衰有关。

治疗卵巢早衰的方法

对于卵巢早衰的年轻女性，想让卵巢焕发应有的活力，改变黄脸婆的形象，要积极就医。卵巢早衰危害很大，会导致出现骨质疏松、心脑血管疾病等，所以如果没有禁忌证，可以进行激素替代治疗，就是外源性的补充孕激素和雌性激素的方式。比如很多女性会服用克龄蒙或者芬吗通这一类含有雌激素的药物，但是如果有乳腺癌家族史等情况不适合补充、症状又非常明显的，可以辅助中药调理。

除了常规治疗，患者还需要在生活上养成的习惯：

◆ 合理安排作息时间，保证充足的睡眠时间，平时不要熬夜，以免造成体内荷尔蒙分泌紊乱。

◆ 不要过度节食、过度减肥、过度运动，以免造成内分泌失调，饮食上要保持营养均衡，多摄入铁、钙、蛋白质、维生素等。平时适当锻炼身体，增强体质。

◆ 不要喝酒抽烟，养成良好的生活习惯。

◆ 保持心情舒畅，遇到不开心的事情，及时转移注意力，平时多做一些让自己开心的事情。

患有卵巢早衰的女性，没有必要对自己的身体过度担忧。对绝大多数年轻女性来说，卵巢早衰并非是不可逆的，大多数患者只要通过及时的治疗和精心的调理，身体状态还是可以保持不错的。

❷ 那些捐卵子的小广告，可信吗？

如果注意观察周围的生活环境，就会发现厕所以及路边的地砖、电线杆上经常有很多捐卵小广告。一些甚至还打着爱心的名义和医院的招牌招收志愿者捐卵子，目的是帮助那些不孕家庭圆一个孩子梦。这些广告还会声明给予捐卵者丰厚的回报，甚至宣称半个月就可以获得数万元的报酬。这些小广告通常针对那些年轻的女性，尤其是那些刚刚步入社会，没有足够经济来源的年轻女性，诱惑她们铤而走险，出卖自己的卵子去挣钱。

我曾接诊过一个女大学生，由于爱慕虚荣，她将所有的生活费都用来购买苹果手机。偶然得知，有一些机构会专门提供卵子捐献的业务，她认为只要取出几颗卵子，自己就可以获得几万元的报酬。有一次，她在一张广告单上见到了捐卵子的广告，于是就抱着试试看的心态打了一通电话。对方告诉她，只要成功捐献 3~4 颗卵子，就可以拿到上万元的报酬。

这个女学生心动了，然后就决定前往对方指定的地点尝试一下。那一次，她在中介的引导下与"医疗机构"的负责人见了面，双方谈好了价钱，然后对方要求她按要求打针，她甚至不知道是什么针。几天之后，她被人带到了一个所谓的医疗室内进行取卵，里面阴暗潮湿，还有一股霉味，让人觉得有些害怕。在看到取卵人员拿着一根细长的针伸进体内时，她更是感到害怕，可是一想到自己很快就可以拿到上万元的报酬，她还是觉得值。

经过手术后，她成功取出了 5 颗卵子，然后获得了 1.5 万元的报酬（有一半多被中介取走了）。正当她为自己获得一笔不菲的收入而开心时，却出现了腹胀的症状，去医院检查后发现有大量腹腔积液，患上了卵巢过度刺激综合征。后来从医生口中得知，很多年轻女性在那些黑医疗机构取卵之后，卵巢出血、休克，甚至有人直接死在了手术台上。她这才醒悟过来，为自己犯下的愚蠢错误懊悔不已。

　　对于卵子捐献，国家有明确的法律规定和严格的要求，整个过程必须在无菌的环境中进行，而且必须以捐献者的生理健康为基础。对于捐献卵子的人来说，也不可能获得什么惊人的报酬，所以那些小广告上宣称的卵子捐献都是违法的。不管是医疗机构、中介，还是个人私底下的卵子交易，都触犯了法律，一旦被查被抓，就可能面临法律的严惩。

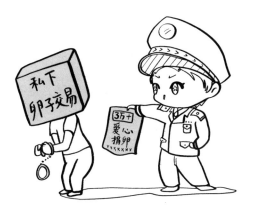

　　而从生理健康的角度来看，这一类捐献卵子的行为更是不可取。

　　首先，女人一生中有400~500颗卵子会发育成熟，每个月基本上会排出一颗卵子。而那些非法的捐卵机构为了获取更多的卵子，可能会给捐卵者一次性注射大剂量的促排卵针。这种促排卵针的使用如果不规范，可能会造成卵巢过度刺激综合征，轻者会产生腹胀和胸闷的症状，重者会出现大量的胸腔积液和腹腔积液，对脏器造成严重的损害。

其次，卵巢每个月通常只排出一颗卵子，而打了促排卵针后，卵巢必须容纳更多的卵细胞，因此它常常会肿胀到平时的两倍甚至更多，这样会带来严重的安全隐患。因为一旦身体出现剧烈运动，卵巢很容易在重心偏移的情况下发生扭转，卵巢很容易因为缺血坏死而被迫切除。

最后，从取卵的过程来说，也是非常不安全的。了解生理结构的人都知道，想从卵巢内获得卵子，就需要经过阴道或者腹部，刺破相应的器官组织进入腹腔，最后还要刺破卵巢取卵。在整个过程中，会出现很多潜在的危害。比如这些非法机构的消毒灭菌工作可能没有做到位，导致身体感染病菌。又比如长达 35 厘米的取卵针在穿刺过程中会带来疼痛反应，而且还会反复刺很多次，这对每一个穿过的脏器而言，都可能引发出血，还可能穿破肠管，因此存在巨大的隐患。

总的来说，非法捐献卵子的行为不仅触犯法律，而且对身体的伤害很大，会出现脏器受损，丧失生育能力，甚至面临死亡。

所以，对于那些着急等着花钱的年轻女性来说，不要冒险去非法机构捐卵，这样只会给自己的健康带来重大隐患。真正缺钱的话，还是应该通过正常的渠道获取资金，也不要试图打身体的主意，这样只会得不偿失。毕竟出卖身体健康的人，往往会遭到身体的"强烈报复"。

❸ 为什么很多女性最后都被迫切除子宫？

　　子宫被誉为"孕育生命的摇篮"，可以说拥有了子宫，女性才有了当母亲的权利。可是在日常生活中，很多人因为缺乏健康的生活方式，导致子宫受到损害，子宫的功能出现衰退，产生病变，甚至不得不切除子宫。对于女性来说，子宫的缺失不仅会带来很大的心理伤害，而且对个人的身体，也会产生很大的影响，甚至剥夺她们当母亲的权利。

　　子宫非常重要，但它其实是一个非常脆弱的身体器官，很多不良的生活习惯都会伤害子宫，破坏它原有的功能。事实上，在我们医院的病房里，每天都要切除几个子宫，这个数据令人触目惊心。而这些被迫切除的子宫，有些是可以避免的。

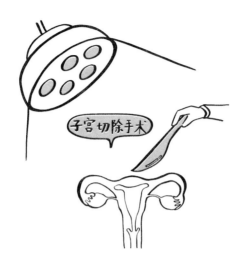

　　有个 35 岁的女性，和丈夫在杭州奔波十几年，事业比较稳定，可是结婚差不多 4 年，一直没能成功生下孩子。她先后怀过两个孩子，每一胎都是流产，去医院检查之后，医生发现她的子宫内膜非常薄，很容易发生流产，而她也道出了实情。原来在结婚之前，她处过一个男朋友，意外怀孕几次，两人都觉得年轻，养不起孩子，所以她干脆选择人工流产。医生认为正是频繁的人工流产伤害了子宫内膜，导致出现习惯性流产。而随着子宫进一步受到伤害，医生认为她的子宫出现了较为严重的病变，存在患上子宫癌的可能性。再三思量之后，医生建议她做手术切除了子宫。

很多人会认为，子宫方面的疾病一般在中年妇女身上比较常见，其实如果不注意保养子宫，那么年轻女性也会出现子宫方面的问题。对于女性来说，最重要的是在日常生活中做好各种防护措施，尽量避免做一些糟蹋子宫的"傻事"。

牛医生健康小课堂

很多女性在出现子宫方面的问题时，常常会感到恐慌和疑惑，觉得自己很倒霉，可是她们从来没有想过这些问题：自己是否对子宫认真负责过，是否真的认真保护过自己的子宫，自己是否做过以下几种糟蹋子宫的荒唐事。

1.反复人工流产

无论是什么类型的流产，都会对身体，尤其是对子宫产生伤害。人工流产也是一样，它会对子宫造成严重的损害，造成子宫内膜变薄或者宫颈感染。那些因为在性生活中只追求快感而选择多次人工流产的人，更是会把子宫糟蹋得伤痕累累。

2.剖宫产

考虑到顺产的痛苦，剖宫产成了很多年轻女性的首选。她们从怀孕之初就开始计划好了剖宫产，但在子宫上动刀子，很有可能会出现子宫憩室、凶险性前置胎盘、子宫瘢痕妊娠的情况。

3.反复慢性咳嗽

许多人不把咳嗽当回事，咳嗽了也不及时治疗。殊不知，当咳嗽反反复复且发展成为慢性咳嗽时，很容易造成盆底肌松弛和子宫脱垂。一些症状严重的患者，她们的子宫真的会掉出来。而面对这种极端情况，患者经常会被迫切除子宫。事实上，经常便秘的女性，也会遇到这种情况。

4.过于肥胖

肥胖是很多女性的噩梦，毕竟它会毁掉女性的美好形象，甚至不少人声称"一胖毁所有"。由于减肥道路实在太过漫长，而且艰辛坎坷，很多女性管不住自己的嘴，也不愿意迈开腿运动，所以只能选择听天由命，放弃减肥。但是肥胖会带来很多疾病，其中当 BMI 大于或等于 24 的时候，就会极大地增加患子宫内膜癌的风险。

5.性生活过多，性伴侣过多，或者两者兼而有之

不健康的性生活往往会成为妇科疾病的重要原因，而性生活过于频繁，性伴侣太多，往往会增加女性患上各种妇科疾病的风险，增加 HPV 感染的概率。不能只图一时的快乐，却生生地把子宫和健康赔掉。要改变自己的生活态度，适当戒色。

❹ 人工流产，你不知道的那些事！

在日常生活中，很多人一直希望要一个孩子，所以千方百计地让自己怀上。有的人则一直想着如何避孕，但很多时候还是免不了出现一些意外。这个时候，女性需要对意外妊娠进行干预，确保在怀孕早期就终止妊娠，而人工流产就成了最常用的一种方式。

某一次，有个 42 岁的妇女来到医院向我求助，希望我帮忙打掉孩子。原来女人大约两个月前在和丈夫亲密时，发现避孕套破了一个洞。两个人当时也没多想，觉得不会那么凑巧，毕竟破一个洞并不意味着就会怀孕，而且高龄不太容易怀上。谁承想，两个月以后，女人在一次偶然的体检中，发现自己已经怀有身孕。但是夫妻俩已经有两个儿子了，其中一个儿子已经大学毕业了，女人不希望再要孩子，增加家里的负担。

无独有偶，有一对年轻情侣在同居期间，由于避孕失败，导致女方意外怀孕。考虑到两个人都没有足够的能力抚养孩子，而且怀孕会对女方刚有起色的事业造成严重的影响，所以两个人决定打掉这个意外到来的孩子。我其实挺为他们可惜的，毕竟这是两个人的第一个孩子，但每个人对生活的规划不同，所以有时候必须做出选择。

很多年轻女性发现自己意外怀孕，会打来电话咨询我应该如何处理。对于那些符合人工流产条件的人，我一般都会建议她们选择人工流产的方式。

虽然人工流产非常便捷，但多数人其实并不了解人工流产，也不知道它有什么优点和缺点，会对人体产生什么伤害，因此在选择人工流产时，或许并没有想那么多，只是单纯地为了解决眼前的困局和烦恼。但从健康的角度来说，无论是男性还是女性，都有必要了解人工流产究竟是怎么一回事，绝对不能稀里糊涂地"中奖"，又稀里糊涂地"流"一次。

人工流产是指通过人工或者用药这一类人为干预的方法终止妊娠的行为。一般来说，妊娠三个月内才可以进行人工流产，主要是为了弥补避孕失败引起的意外怀孕，或者因为某些因素（比如说疾病）不得不终止妊娠。

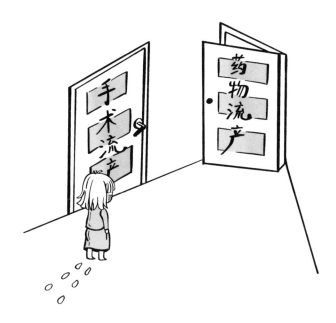

人工流产一般有两种方法：药物流产、手术流产。

药物流产是比较便捷且无创伤的一种人工流产模式，不需要进行宫腔操作即可完成流产，符合女性"少受罪"的心理预期。常用的药物有米非司酮、米索前列醇等,听起来很好。但是药物流产很多不能一次性解决,容易发生残留等问题,有时候需要手术补充,而且过敏体质和对药物有禁忌的患者,不能轻易服用流产药物,像肝肾功能异常,患有严重高血压、低血压、血液病、哮喘的患者,最好不要用药。

手术流产相对比较复杂一些,需要深入宫腔进行。常见的有负压吸引术(适合10周以内的胚胎),也同时可以选择在无痛状态下完成手术。这两种使用的最多。

除此之外,还有一种钳刮术,主要是使用钳夹和负压吸引结合的方法终止妊娠,适合妊娠10~13周的孕妇,这种方法操作起来较为麻烦,目前多被药物处置后再清宫的方式取代。

人工流产的危害

人工流产一般都有严格的时间限制,无论是药物流产,还是手术流产,对于流产都有一定的时间要求。胚胎的发育必须在规定时间内,才可选择人工流产,超出时间范围的孕妇，如果强制进行人工流产会对身体带来很大的伤害。即便符合规定，人工流产本身也存在一些潜在的风险。

1. 有时候由于用药效果不佳，或者吸宫效果不好，导致胚囊组织排出不全，子宫恢复不好，阴道出血时间长。这样就容易感染，引发子宫内膜炎等。

2. 多次人工流产之后，容易造成子宫内膜反复受损，发生宫腔粘连，术后月经量减少、不孕等。再次妊娠时，容易出现前置胎盘，甚至生产时大出血的情况。

3. 多次人工流产之后，容易患上慢性盆腔炎、输卵管炎，从而引发不孕症。事实上，人工流产次数多的人，可能从不想怀怀上了，变成想怀也怀不上。

正因如此，人们在选择人工流产终止妊娠时，一定要三思而后行。尽量不要草率行事，人工流产只是一种不得已而为之的方法，能不用最好别用。对于那些意外怀孕的人来说，则要保持更严肃的态度，必须认真做好避孕工作，不要为了一时之快，拿自己的子宫开玩笑，更不要反复开这种玩笑。

⑤ 女人一生可以做几次剖宫产？

在过去很长一段时间里，女性在分娩时不仅要承受巨大的疼痛，而且还要遭遇巨大的分娩风险，毕竟一些很小的意外情况，可能都会让产妇和胎儿面临死亡威胁。随着医学的发展和进步，一些难产的孕妇可以通过剖宫产的方式来解决问题。可以说，剖宫产的出现每年都在挽救成千上万的产妇和胎儿。

不过，随着时代的发展和观念的改变，很多人不再将剖宫产当成难产时的备选分娩方式，她们对于剖宫产的需求变得更加多样化。比如很多女明星和爱美女性会选择剖宫产的方式，就是因为它对于阴道和外阴的伤害是最小的，能够满足她们保护私处不受影响的需求。

又比如，我认识很多女性朋友会选择一些特殊的日子生产，比如自己的生日、丈夫的生日、情人节、5月20日、新年、元旦、圣诞节，只要手术时间与胎儿的预产期相差不远，那么就可以进行。

当然，更多的人，还是担心自己受不了顺产的剧痛，所以选择采用剖宫产的方法生孩子。在她们看来，顺产太痛了，而且痛到最后可能又免不了在肚子上动一刀。与其受两次罪，还不如在麻醉的状态下从肚子中"取出"孩子呢！

不同的人在剖宫产上的需求和想法往往都不一样，但她们大都认为剖宫产更加便捷、安全，产妇遭的罪更少，所以她们会接二连三地选择剖宫产的方式。对于那些多胎的产妇而言，剖宫产成了常用的"卸货"方式。

有一次，我接诊了一个孕妇，这个孕妇当时正在剖宫产第三胎，而且每一胎都是剖宫产，担心孕妇的身体吃不消，我准备过去格外关照几句。只看到大家都在忙着给婆婆家道喜，一个个都在说生得多，生得好，人丁兴旺。丈夫满脸堆笑，对着亲戚朋友说道："只要政策允许，接下来，我们还要继续生。趁着还年轻准备隔一年生一个孩子，至少要凑满四个。"躺在床上的妻子也笑着点头，满心欢喜。

看得出这是一户有钱人家，家庭条件肯定不一般，但我也说不上她是不是真的幸福。我不知道她是不是被当成了豪门生育机器，但继续进行剖宫产的话，我担心她的身体是不是还吃得消。此外，看得出来，丈夫很喜欢小孩子，但如果他还心疼妻子的话，是不会让她承受巨大的风险，多次进行剖宫产的。

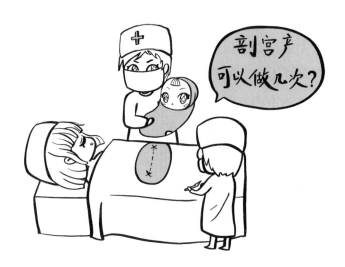

牛医生健康小课堂

经常会在新闻上听到某某女明星几年剖宫产几次，或者某某豪门媳妇 3 年之内连续剖宫产子。似乎剖宫产是富人家庭的专利，但其实从身体健康的角度来看，明星也是人，豪门媳妇同样是人，她们的身体承受能力也有一个极限。

那么，正常情况下，女性可以进行几次剖宫产呢？关于剖宫产究竟可以进行几次，其实医学上并没有硬性规定。而且每个人的体质不一样，恢复情况也不一样，很难界定究竟可以在肚子上动几次刀。在我多年的行医生涯中，遇到的剖宫产孕妇中，最多只有 4 次。国内也不乏 4 次以上的剖宫产女性，国外甚至还有女性剖宫 11 次的，但这已经是非常极端的例子了。

一般来说，孕妇在能自己生的情况下，尽量顺产，不要寻求剖宫产这种便捷方式。在不得已的情况下，需要进行剖宫产，那么次数最好不要超过 3 次。原因很简单，剖宫产会对女性的身体产生伤害，剖宫产的次数越多，伤害往往也就越大。

剖宫多次的女性，再次剖宫产的手术时间一般都很长，可能需要好几个小时，因为里面可能存在很多粘连，出血情况往往也更加糟糕，伤口的纤维化非常严重。事实上，剖宫产的次数越多，风险往往也会越大，比如多次剖宫产的女性再次怀孕时，可能会出现宫腔粘连、子宫破裂、瘢痕处可见妊娠囊等。还有一种情况非常危险，那就是出现凶险性前置胎盘，具体是指那些再次怀孕的女性，其胎盘种植在剖宫产时留下的瘢痕上。

一般来说，把剖宫产次数控制在 3 次以内，女性朋友面临的风险会相对小一些。还有一个原因很简单，那就是一般的家庭所能供养的孩子，最多在 3 个以内。毕竟在如今这个社会，一直提倡优生优育，即便是"家里有矿"，也不要放开了随便生，所以即便是每一胎都要剖宫产，3 胎基本上也足够了。

顺产的优势

在我接诊的大多数剖宫产孕妇中，有很多人只知道剖宫产的优势，却忽略了顺产的优点。

首先，女性的肚子上不用动刀，保证了子宫的完整性。

其次，产妇在顺产后恢复更快，可以立即进行哺乳，可以很快就下床活动，花费也更少。

再者，顺产的胎儿经阴道挤压，肺功能得到了锻炼，皮肤神经末梢也获得了充分刺激，对神经和感觉系统的发育有帮助。顺产不需要麻醉剂，对孩子的刺激更小一些。

由此可见，顺产对于胎儿和产妇都是有好处的。如果条件允许的话，还是应该尽量选择顺产的方式分娩。

⑥ 关爱自己，拒绝吸烟

　　提到吸烟，很多人都会自然而然地想到男性烟民，但实际上，现在也经常可以看到一些女性在公共场所吞云吐雾。随着社会的开放，女性吸烟的人数也越来越多，而且很多卷烟制造厂，还专门制作了针对女性市场的香烟，甚至引发了女性吸烟的风潮。和男性吸烟的固定形象相比，女性吸烟有时候会让人觉得更"酷"。

　　不少女性会追求特立独行，但还有不少女性会选择借助吸烟来排遣压力和负面情绪，比如很多女性之所以会染上烟瘾，往往就是因为失恋。她们会选择通过吸烟来麻痹自己，排解失落的情绪，以获得一些短暂的心理快感。

　　我认识不少月经失调的女性患者，她们都是拥有 10 年烟龄的老烟枪。这些女性的生活方式还算规律，平时的生活也没什么太大压力，重要的是，之前的身体都非常好，月经也一直都比较正常。可是当她们开始吸烟之后，就开始出现各种问题，月经也开始失控。

　　除了月经失调，这些人还有一个共同的特点，那就是比同龄人要更老一些。尽管不少女性涂着厚厚的脂粉，也一直都在购买和使用那些高档的化妆品，可是仍旧掩盖不了日渐暗淡的皮肤。她们的皮肤比同龄人要差很多，色素沉淀非常严重。其中一个 21 岁的小姑娘，因为有着 6 年的吸烟史，整张脸都显得暗沉、干燥，摸起来毫不光滑，也没有所谓的光泽，而这与 21 岁的年龄是极不相称的。

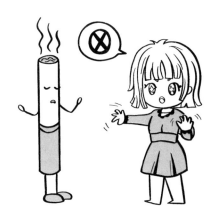

从健康的角度来分析，女性吸烟和男性吸烟一样，都有可能造成较为严重的身体负担。但相较于男性来说，女性因为要肩负生育孩子的重任，她们在吸烟的过程中可能会导致这项功能受到影响。

牛医生健康小课堂

吸烟对身体向来不怎么友好，对女性的伤害同样不可忽视。从健康的角度来说，吸烟是一种生活恶习，可能会引发妇科问题。

首先，吸烟会让女性加速衰老。虽然人们经常说"饭后一支烟，快乐赛神仙"，但是在女性最在乎的"延缓衰老"的问题上，吸烟就会恶狠狠地捅上一刀。经常吸烟的女性，皮肤会变得越来越暗沉、干燥且没有光泽，简直就是美容养颜的杀手。

其次，吸烟会影响月经。相比于正常的女性，女烟民的月经总是问题频出，如月经过少、月经频发、月经周期越来越短，几乎怎么折腾怎么来。而月经异常本身就预示着身体的早衰，也预示着生殖系统出现了问题。

最后，吸烟会攻击女性朋友的机体免疫力和抵抗力，很多妇科炎症会慢慢找上门，像 HPV 感染就和吸烟有关系。很多喜欢吸烟的女性，常常更容易患上妇科炎症，而且病情还容易反复。

综上所述，女性应该积极戒烟，远离香烟的伤害，有时候真的忍不住要吸烟，还不如拿着钱去专卖店里"买买买"，转移注意力。

生活小贴士

很多戒烟的女性会出现烦躁易怒、焦虑沮丧的情绪，还会经常性失眠，而且不少女性会出现体重增加的情况。可是相较于吸烟的危害，这些情况都不算什么，最重要的是坚持下去，把烟瘾戒除。不仅如此，平时还应该多参加户外运动，通过运动来放松心情，缓解压力，同时有效地提高机体免疫力。

⑦ 更年期综合征，需要引起重视

很多女性到了 40 多岁的时候，会突然发现自己暴躁易怒，和丈夫、孩子及老人的关系变得很糟糕，常常会因为一些小事情而生气。有时候会因为一些小事情不如意而大动肝火，严重伤害身边人的感情。不仅如此，她们常常为一些生活琐事感到烦躁不安，认为菜买得不好、地很容易就被弄脏、煤气灶的开关不怎么灵，等等。此外，她们会出现经常性失眠，经常大半夜不睡觉，也不让家人睡觉，非要弄出点动静。

当女性出现类似的症状时，基本上是更年期的表现。而处于更年期的女性，往往就像吃了炮仗一样，遇火就着，遇火就炸，身边人都离得远远的，她们自己也会产生孤独感。

有个表侄女最近非常苦恼，一直都在向我诉苦。原来我的表姐在最近半年时间，经常因为一些小事就莫名其妙地冲家人发火，有时候甚至直接把锅碗瓢盆摔到地上。正因为这样，家里的几个孩子都不太愿意和她说话，表姐夫也干脆睡在客厅里。还有一个问题，表姐晚上有事没事就在房间里走来走去，心神不宁，有时候还坐在阳台上发呆，整个人的气色都不对了。家里人担心表姐是不是生病了，都劝她到医院里检查身体，她非常生气，觉得所有人都巴不得她住到医院里去。

我知道表姐一直都是非常讲道理的人，平时虽然也会闹一点情绪，但基本上不会和人轻易发生争执。在我的印象中，她很少和表姐夫争吵，在孩子面前也很少动怒，最近之所以会出现这些反常的行为，加上表姐的年龄，很有可能就是更年期的表现。一想到这，我立即将有关女性更年期的知识发给表姐看，希望对她有用。

我经常会接诊更年期的女性，很多患者被家人强行送到医院，双方常常也是剑拔弩张。家人认为她们讳疾忌医，身体出了问题也不去看，让一家人陪着自己遭罪。而遭受更年期困扰的女性，则认为自己身体健康，只是情绪不佳，根本不是所谓的"病"。双方各执一词，往往把事情搞得很僵。那么，更年期究竟是怎么一回事，为什么会让女性变得如此反常呢？

　　更年期在医学上也叫围绝经期，是自然绝经前后的生理阶段，也是从生殖期进入老年期的一个过渡阶段。它主要是由体内激素的波动引起的，一般会出现月经周期长短不一、心烦意乱、潮热盗汗、失眠健忘等症状，还动不动就对家人碎碎念，要么干脆就莫名其妙地发一通火。许多人打趣说更年期女性就像母老虎一样，主要是因为她们的心态起了变化。其实由于体内激素的波动，女性很难依靠自己来控制住那些症状。很多时候，她们也不想把家庭关系闹得那么僵，但任何一点细微的变动和不如意，都会引发她们的失控行为。

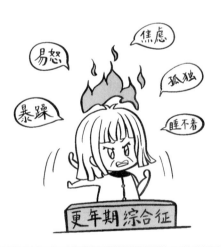

处在更年期的女性，不仅很容易伤害身边人，自己也饱受更年期困扰，甚至出现一些疾病，常见的就有睡眠障碍、心血管疾病、抑郁症和焦虑症。作为家庭成员，不能疏忽大意，尤其是丈夫和子女，一定要包容更年期女性，不要将更年期当成一种病态反应，而应该多花一点时间陪她们，帮助她们安全地渡过更年期。

当家庭中有女性进入更年期，并表现出了较为严重的更年期综合征时，应该带她们及时去医院检查和治疗。千万不要认为，反正每个女性都会进入更年期，没什么大不了的，而放松警惕。对于更年期症状比较严重的女性而言，在必要的时候，医生可能会开一些激素药物进行治疗，或者开一些中成药制剂进行调理。

医学趣味小知识

一提到更年期，很多人的第一想法就是"它是女性的专利"，是女性需要经历的正常生理阶段。其实，男性也会进入更年期。更年期也是男性从中年进入老年的一个特定的过渡阶段，通常在 40~55 岁，一些提前进入更年期的男性，可能会在 35 岁的时候就出现更年期症状。

一般来说，进入更年期的男性会出现性功能障碍、失眠多梦、容易疲劳、记忆力下降、烦躁易怒、心悸多汗、血脂异常等症状。虽然很多时候男性的更年期症状没有女性那么明显，但是绝对不能忽视男性更年期。如果夫妻双方都进入更年期，那么双方更应该相互包容、相互帮助、相互鼓励，确保夫妻关系和日常生活不会受到影响。

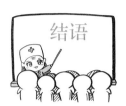

结语

　　女性的身体构造与男性不同，在生殖系统方面，女性所面临的问题往往更加突出，而妇科疾病一直都是一个困扰女性大众的大麻烦。在《关于我国妇女健康情况的报告》中显示，我国妇女普遍妇科疾病的发病率在 87.5% 以上。至于那些常见的妇科问题，几乎每一个进入青春期以后的女性都会遇到。

　　妇科疾病之所以如此普遍，很大一个原因就在于大多数女性对妇科疾病不够重视。在妇科问题上不仅缺乏相应的知识，也没有足够认真的态度。如果认真进行观察，就会发现大部分女性都存在以下几种常见的不合理思维，而正是这些思维，导致她们常常在妇科疾病方面给自己挖坑。

"我不了解这些东西，不知道自己生病了"

随着社会的进步，人们的健康意识也在增强，对于身体保养的相关知识也在增加。但即便如此，还是有很多女性对自己的身体不够了解。而基本的生理知识匮乏是造成妇科疾病频发且拖延治疗的一个重要原因。比如很多女性会直接用水频繁清洗下体，或者直接使用沐浴露清洗。很多女性觉得避孕药随时随地可以服用，觉得做人工流产也没什么大不了。她们不了解自己的身体结构，不了解相关器官的功能和发病机制，也不了解这些器官受损带来的潜在风险，在护理方面也容易陷入误区，有意无意地做出一些伤害身体的行为。

"这些问题怪难为情的，我不好意思去医院"

相比于其他疾病，妇科疾病往往是最令人难以启齿的。由于涉及个人隐私，很多女性并不愿意去医院进行体检，更别说在医生面前检查私密处。因此，即便出现了健康问题，她们通常也会因为害怕隐私暴露而放弃检查和治疗，最终导致病情加重。

"大家都是这么过来的，没什么问题"

在谈到妇科问题的时候，很多女性都存在一种从众心理。她们会依据大众的选择或者前人的行事风格来作为自己判断的标准，即便发现了自己身上存在一些问题，也会认为这是所有女人都会经历的，没什么大不了。如果自己动不动就要检查和治疗，那就显得太矫情了，而且还要花不少钱。"这么多年了，大家都是这样的，我也是这么过来的"，这句话往往成为一块掩盖自己无知的遮羞布。一般情况下，只有症状非常严重，已经严重影响日常生活和身体健康，自己无法继续承受时，她们才会想着去医院看看。

"妇科疾病都是女人的问题"

如果出现了妇科方面的问题，那么很多女性第一个想法就是"我自己患上了妇科疾病，需要进行彻底检查"，但往往仅限于检查自己的身体，似乎所有妇科方面的问题都源于自己。但事实上，有很多妇科疾病及炎症都是从男性身上传染过来的。当女性狭隘地认为所有的病根都来源于自己时，往往忽略了真正的传染源。因此，很多时候妇科疾病在治愈之后仍旧会反反复复，让人心力交瘁。

"妇科问题没人会注意，不需要护理"

在中国，女性最关注的身体部位往往是脸和身材，几乎所有的美容项目都花在了脸部护理和身材保养方面，而最重要的私处护理或者说生殖系统护理却被直接忽视。她们愿意花费大量金钱和时间取悦他人，满足自己打造外在完美形象的虚荣心，就是因为这种护理的效果是外人能够看见的。而私处的护理，根本没人关注，更无法展示出来，因此会被当成一种"无意义"的行为，这直接导致了很多女性的生殖系统会出现问题。

"只是有可能，而不是一定"

很多女性在检查中发现妇科问题时，医生往往会告知她们身体出现的异常情况，然后强调有可能变得严重，或者会引发其他妇科疾病。对于"有可能"这样的词，很多女性朋友会自动将其定义成"可能性不大"或者"基本上没可能"的概念。在她们看来，医生可能都喜欢夸大病情，再说了自己只要稍加注意，应该不会那么倒霉。正是因为这种侥幸心理，常常导致病情恶化。

我在医院工作多年，深知这些年健康知识普及率越来越高，人们对待妇科疾病的认知，也越来越全面。可即便如此，我仍旧发现了一些不合理的思维和错误的想法，在不少女性心中都已经根深蒂固，这是阻碍她们认识自我、认识妇科问题的根本原因。也许很多人会说："我又不是医生，怎么会了解那么专业的知识？"可事实上，健康防护更重要的是意识，只要有正确的意识，只要懂得对自己的健康负责，那么就会注意培养良好的生活习惯，就会有意关注身体出现的异常。这样一来，当身体发送预警信号和疾病征兆时，就可以第一时间接收并引起足够的重视。

在接诊的各类患者中，有的人连续多年存在外阴瘙痒的问题，有的人连续多年月经不调，有的人任由子宫息肉和肌瘤增大。她们并不愿意花费时间来应对这些所谓的小问题，所以到最后有不少人将简单的感染熬成了癌症，这才后悔莫及。正是出于这些原因，我一直都会劝说自己接诊的每一个患者要重视自己的身体，如果出现了问题，不要过于紧张和担心，但是也不能不闻不问，必要的体检和治疗是不可或缺的。

作为一名医务工作者，我知道治病救人的重要性，但是普及安全知识同样很重要，尤其是对女性而言、对私密性更强的妇科而言，必须加大宣传力度，让更多的女性去了解自己的身体，去了解自己的健康问题。随着信息技术的不断发展，女性朋友完全有足够的渠道去了解更加丰富、更加专业的妇科知识，而我也一直致力于打造更为高效的平台来行使自己的社会职责，努力为更多女性提供更专业、更详细的解答。这也是我参与本书制作的一个重要原因，相比于一些互联网媒介和短视频平台，将相关知识整理成一本书，往往可以更加专业、更加集中地传递相关的知识。